Rehabilitation und Prävention 33

Springer-Verlag Berlin Heidelberg GmbH

Barbara Reiners   Katharina Knauth

Ausdrucksgymnastik und Ausdruckstanz

Tanzen bildet die Sinne

Mit 142 Abbildungen in 183 Teilabbildungen

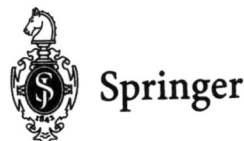

Priv.-Doz. Dr. med. habil. Barbara Reiners
Fachärztin für Kinderheilkunde
Hermannstraße 3
D-01219 Dresden

Katharina Knauth
Paradiesstraße 46
D-01445 Radebeul

ISBN 978-3-540-58832-0

Die Deutsche Bibliothek – CIP-Einheitsaufnahme

Reiners, Barbara: Ausdrucksgymnastik und Ausdruckstanz : Tanzen bildet die Sinne / Barbara Reiners ; Katharina Knauth. – Berlin ; Heidelberg ; New York ; Barcelona ; Budapest ; Hong Kong ; London ; Milan ; Paris ; Tokyo : Springer, 1995
  (Rehabilitation und Prävention ; 33)
  ISBN 978-3-540-58832-0   ISBN 978-3-642-57838-0 (eBook)
  DOI 10.1007/978-3-642-57838-0
NE: Knauth, Katharina:; GT

Dieses Werk ist urheberrechtlich geschützt. Die dadurch begründeten Rechte, insbesondere die der Übersetzung, des Nachdrucks, des Vortrags, der Entnahme von Abbildungen und Tabellen, der Funksendung, der Mikroverfilmung oder der Vervielfältigung auf anderen Wegen und der Speicherung in Datenverarbeitungsanlagen, bleiben, auch bei nur auszugsweiser Verwertung, vorbehalten. Eine Vervielfältigung dieses Werkes oder von Teilen dieses Werkes ist auch im Einzelfall nur in den Grenzen der gesetzlichen Bestimmungen des Urheberrechtsgesetzes der Bundesrepublik Deutschland vom 9. September 1965 in der jeweils geltenden Fassung zulässig. Sie ist grundsätzlich vergütungspflichtig. Zuwiderhandlungen unterliegen den Strafbestimmungen des Urheberrechtsgesetzes.

© Springer-Verlag Berlin Heidelberg 1995
Ursprünglich erschienen bei Springer-Verlag Berlin Heidelberg New York 1995

Die Wiedergabe von Gebrauchsnamen, Handelsnamen, Warenbezeichnungen usw. in diesem Werk berechtigt auch ohne besondere Kennzeichnung nicht zu der Annahme, daß solche Namen im Sinne der Warenzeichen- und Markenschutz-Gesetzgebung als frei zu betrachten wären und daher von jedermann benutzt werden dürften.

Satzherstellung: Mitterweger Werksatz GmbH, Plankstadt
Herstellung: PRO EDIT GmbH, Heidelberg

SPIN: 10125519   21/3133-5 4 3 2 1 0 – Gedruckt auf säurefreiem Papier

Vorwort

Dieses Buch ist aus einer bewährten Praxis heraus entstanden. Wir möchten es Krankengymnasten, Tänzern und allen Menschen, die am Modernen Tanzen interessiert sind, als Anregung für eigene praktische Erfahrungen anbieten.

Den Grundstein für unser Bewegungsempfinden legte Mary Wigman: bei ihr wurde Katharina Knauth in der Zeit von 1946-1948 als Schülerin an der Tanzschule für Modernen Ausdruckstanz in Leipzig ausgebildet, und von ihr erhielt sie auch eine Lehrberechtigung.

Barbara Reiners wurde in der Tanzgruppe von Katharina Knauth mit dieser Übungsweise vertraut gemacht; außerdem war sie bei Mary Wigman mehrmals an deren Tanzschule in Berlin-Dahlem zu Gast.

Von 1954 bis 1978 gab es an der Medizinischen Akademie Dresden eine Übungsgruppe, in der „Ausdrucksgymnastik" zu therapeutischen Zwecken eingesetzt wurde.

Die Leitung dieser Gruppe hatte die leitende Krankengymnastin, Katharina Knauth, die die Ausdrucksgymnastik gemeinsam mit OMR Dr. Helmut Born, dem Leiter des Krankenhauses Dresden – Weißer Hirsch, entwickelt hatte.

Im Auftrag von Prof. Dr. Herbert Edel (Lehrstuhl für Physiotherapie an der Medizinischen Klinik der Medizinischen Akademie Dresden) promovierte Barbara Reiners (geb. Knauth) 1969 zum Thema „Ausdrucksgymnastik. Beiträge zur Einschätzung und zum therapeutischen Einsatz der Ausdrucksgymnastik und ihrer Entwicklungsmöglichkeiten."

Neben der therapeutischen Ausdrucksgymnastik leitete Katharina Knauth von 1954-1965 eine Laientanzgruppe der Medizinischen Akademie Dresden, die von Studentinnen, Krankengymnasten, Krankenschwestern und anderen Interessenten gebildet wurde. In Kap. 4 dieses Buches wird über die Aufführungen dieser Gruppe berichtet.

Wir danken an dieser Stelle Herrn OMR Dr. med. Helmut Born für die jahrzehntelange gemeinsame Arbeit an dieser übenden Methode der Psychotherapie sowie Herrn Prof. Dr. med. Herbert Edel für die wissenschaftliche Unterstützung und Befürwortung der Ausdrucksgymnastik.

Wir danken der Fotografin Hilde Hoppe, die seinerzeit aus Freude am Mitüben viele der gezeigten Fotos anfertigte, und den Fotomeisterinnen der Medizinischen Akademie Dresden, die bei Übungsstunden und Aufführungen ihre Mitarbeit zur Verfügung stellten.

Den Mitgliedern der Tanzgruppe der Medizinischen Akademie Dresden und den Teilnehmern an den Ausdrucksgymnastikstunden gilt ebenso unser Dank.

Im Springer-Verlag (Heidelberg) danken wir Bernhard Lewerich für sein langjähriges Interesse an der Fertigstellung des Manuskriptes und der Lektorin Marga Botsch für sehr einfühlsame Zusammenarbeit, gute Vorschläge und persönliches Engagement bei der Herausgabe des Buches.

Wir hoffen, daß unser Anliegen, eine „Kultur des sinnvollen Tanzes" zu entwickeln, fruchtbaren Boden findet.

Juni 1995
                                                                       Barbara Reiners
                                                                       Katharina Knauth

Inhaltsverzeichnis

Einleitung 1

1 **Theoretische Einführung: Ausdrucksgymnastik und Ausdruckstanz**.................................. 3
   1.1 Charakterisierung der Ausdrucksgymnastik 3
      1.1.1 Definition und Methode 3
      1.1.2 Wirkungsweise 4
      1.1.3 Praktisches Vorgehen 5
      1.1.4 Wie erreichen wir den Menschen? 7
      1.1.5 Exkurs: Ausdrucksbewegungen des Fußes 9
      1.1.6 Beispiele: Themenpläne für Ausbildungskurse in Ausdrucksgymnastik 13
      1.1.7 Ergebnisse der Auswertung von 350 Behandlungsserien mit Ausdrucksgymnastik 15
   1.2 Charakterisierung des Ausdruckstanzes 21
      1.2.1 Ziele der Tanzbewegung 21
      1.2.2 Glossar: Stilrichtungen des Modernen Tanzes 22
      1.2.3 Über Mary Wigman 24
      1.2.4 Lehrpläne der Wigman-Schule 27
      1.2.5 Rhythmusübungen 30
      1.2.6 Anleitungen zur tänzerischen Improvisation 35

2 **Praxis: Grundübungen der Ausdrucksgymnastik** 39
   2.1 Vorbereitendes Entspannungstraining 39
   2.2 Grundübungen der Ausdrucksgymnastik – Demonstration und Erläuterungen 44
      2.2.1 Übungsanregungen in Entlastung und Halbbelastung .. 45
      2.2.3 Grundübungen im Stehen und in der Fortbewegung 53

3 **Beispiel: eine Therapiestunde** 77

4 **Die Arbeit der Tanzgruppe der Medizinischen Akademie Dresden: ein Bericht** 109

5 Gedichte aus dem Tanzerleben
  Katharina Knauth 127

6 Literatur 143

Sachwortverzeichnis 147

Einleitung

Was will dieses Buch?

- *Bericht erstatten* über eine therapeutische und künstlerische Bewegungsform, wie sie von 1954 bis 1978 an der Medizinischen Akademie Dresden erfolgreich durchgeführt wurde;
- *pädagogische Hinweise geben* zur Weiterführung ähnlicher Übungsweisen (Ausdruckstanz nach Professor Mary Wigman, kombiniert mit krankengymnastischen Prinzipien);
- *das menschliche Bewegungs- und Ausdrucksrepertoire erweitern helfen* mit dem Ziel, daß sich der Übende in seinem Körper wohler fühlt und aus der Freiheit der Vielfalt heraus die adäquate eigene Ausdrucksweise findet und entwickelt;
- *die Bildung der Sinne fördern*, so daß der Mensch durch seinen Körper zu sprechen lernt und auch verstanden wird;
- *dem Tanzen persönlichkeitsbildende Ziele geben*, so daß sich die Bewegung nicht im Austoben und in extremen Gesten entwickelt, sondern eine Tiefendimension erreicht, die dann auch die einfachen Bewegungen im Alltag entsprechend belebt.

Jeder Mensch könnte ein Künstler sein, und viele Menschen könnten Tänzer sein. In seiner Art, sich zu bewegen, kann jeder eine zunächst ungeahnte seelische Entwicklung in sich selbst auslösen. Wir regen mit unseren Übungshinweisen die Tanzwilligen nur zur Selbstfindung und Weiterentwicklung ihrer Sinne an. Es geht nicht um Schaustellungen vor anderen.

Primär weckt der Tanz und das intensiv gefühlte Sich-Bewegen die *eigene Lebendigkeit* und schult die Fähigkeit, das Instrument des eigenen Körpers zu spielen.

Erst dann ist es möglich, die *Begegnung in der Sprache des Tanzes mit einem Partner* zu gestalten.

Sich in einer Gruppe einzuleben kann später für alle Beteiligten eine Bereicherung sein.

Eine *Kultur des Tanzes* – nicht wildes Sich-Austoben, sondern besonnenes und verständnisvolles Miteinander-Umgehen – kann sich wohltuend auf das Zusammenleben mit den Mitmenschen im Alltag auswirken.

Die begleitende Musik kann primär stimulieren, sie kann auch sekundär nach Bewegungs- und Rhythmusvorgaben des Tänzers gestaltet werden. Musik vertieft das Bewegungsempfinden und regt den Tänzer an, viele Variationen auszuleben.

Ebenso wie der Atem des Tänzers, sollte die Musik abschließend in Harmonie ausklingen; das ist wichtig.

Carl Gustav Carus hat die Sinne als „Wecker der Seele" bezeichnet. Wir können dies bestätigen: Lauschen, Schauen, Fühlen und Sich-rhythmisch-Bewegen helfen uns, unser Leben im Einklang mit unserer Persönlichkeit und emotional an die Umwelt angepaßt zu gestalten.

Irmgard Engeling bemerkt dazu: „Enthält nicht jede Bewegung, auch die Arbeitsbewegung, eine Ausdrucksseite? Bewegung und Ausdruck sind von Geburt an, d. h. ursprünglich, einheitlich veranlagt. Sie entfalten sich in Mimik und Gebärde. Sie offenbaren die seelische Seite unseres Menschseins."

Hans-Georg Gadamer spricht vom „Verlust der sinnlichen Bildung als Ursache des Verlustes von Wertmaßstäben" (10a).

Unsere Sinne sind bildungs- und entwicklungsfähig; die dadurch gewonnene Bereicherung wird uns auch neue Wertmaßstäbe geben; denn es geht nicht nur um Selbsterfahrung, sondern auch um unsere Verantwortung, die Normen in unserem sozialen und kulturellen Zusammenleben mitzugestalten.

Ermutigt durch die Erfahrungen, die wir tanzend gewinnen konnten, möchten wir mit diesem Buch versuchen, vielen Menschen den Zugang zur Bildung der Sinne über Körpererfahrungen aufzuzeigen.

1 Theoretische Einführung: Ausdrucksgymnastik und Ausdruckstanz

1.1 Charakterisierung der Ausdrucksgymnastik

1.1.1 Definition und Methode

Ausdrucksgymnastik ist eine Bewegungserziehung, die die empfundene und sinnvoll gestaltete Körperbewegung zum Inhalt hat. Sie unterscheidet sich vom rein mechanischen Üben und von den Ziel- und Zweckbewegungen.

Die Ausdrucksgymnastik nach Knauth und Born will dem Übenden über das intensive Erfühlen und Empfinden *jeder* Bewegung eine psychische Bereicherung vermitteln. Dadurch, daß Bedeutungszusammenhänge oder unterschiedliche Gefühlsqualitäten erkannt werden, wird die Körperbewegung in ihrer freien Gestaltung zu einem Ausdrucksmedium, das unserer Sprache ähnelt, aber umfassender ist als diese. Angestrebt werden Sinnfindung und Sinngebung in der freien Bewegung.

Neben dem *Vormachen bestimmter Übungen*, den *rhythmischen Wiederholungen* und den zuweilen vom Übungsleiter gegebenen *Hinweisen* spielt die *Musik zur Übungsbegleitung* eine wesentliche Rolle.

Die Klavierbegleitung entwickelt nach vorangegangener Übungsdemonstration freie Improvisationen, die nicht nur das Rhythmusgeschehen, sondern auch die inhaltlichen Tendenzen auf der Ebene der Musik widerspiegeln und damit den Erlebnisinhalt vertiefen und Akzente setzen.

Denjenigen Übenden, die weniger motorisches, dafür aber mehr akustisches Einfühlungsvermögen besitzen, hilft eine adäquate Musikbegleitung auch, ihren Bewegungssinn besser zu erkunden und sich in Bewegung auszudrücken.

Auf dem Wechselspiel „empfinden – gestalten – empfinden" beruht die psychotherapeutische Anwendungsmöglichkeit der Ausdrucksgymnastik.

> Durch die gleichförmige rhythmische Wiederholung zu inhaltlich angepaßter Musik wird aus der mechanisch ausgeführten Bewegung die empfundene Bewegung und zuletzt die gestaltete ausdruckshaltige Bewegung.

1.1.2 Wirkungsweise

So vielfältig wie die Eindrücke sind, die das Leben in uns hinterlassen kann, so vielfältig sind auch die Formen, in denen das verarbeitete Leben in uns Gestalt annehmen kann. Und doch ist es möglich, in diesem Wechselspiel bestimmte Wesenszüge als konstante Reaktionsqualitäten zu erkennen und sie als Eindruck ebenso wie im Ausdruck zu reproduzieren. Der Körper ist dabei als lebendiges Instrument zu begreifen, das entsprechend eingesetzt werden kann.

Die Gesetzmäßigkeiten, denen individuelle Bewegungsweisen unterliegen, sind offensichtlicher und für eine Therapie greifbarer als Vorgänge, die gleichzeitig im seelischen Bereich stattfinden. Es ist somit möglich, eine unvollkommene oder falsche Erlebnisverarbeitung an der Bewegung zu erkennen, sie aufzulösen und in vorteilhafte Bahnen zu lenken.

Vieles geschieht in spielerischer Weise. Bei der Ausdrucksgymnastik wird nicht der Intellekt des Übenden angesprochen, sondern seine Wahrnehmungs- und Empfindungsfähigkeit in Verbindung mit einem lebendigen Sich-Bewegen; zunächst ohne Reflexion, sondern ganz auf die Wahrhaftigkeit der Äußerung und eine ganzheitliche Gestaltung ausgerichtet. Die begleitenden musikalischen Improvisationen unterstreichen und vertiefen das Erlebnis.

In der ersten Phase bietet der Übungsleiter, der die Bewegung vormacht, dem Übenden eine Vergleichsmöglichkeit an, eine Art Vorbild. Doch das ist nur der Anfang. Zuletzt soll jeder zu seiner eigenen Art von Bewegung finden.

Auf diese Weise lassen sich Erlebnislücken ausfüllen und Fehleinstellungen unausgesprochen korrigieren; diese Prozesse werden in einem tieferen Bereich als dem verstandesgemäß faßbaren verarbeitet.

1.1.3 Praktisches Vorgehen

Bei den Übungsstunden werden wir die Patienten über längere Zeit nicht korrigieren. Sie sollen erst einmal Zutrauen zu ihren spontanen Äußerungen gewinnen. Es ist viel wichtiger, daß sie zunächst einmal ihren Körper begreifen lernen und mit Interesse und Freude mitmachen, als daß sie eine vorgemachte Übung nachahmen. Viele Fehlformen bei Bewegungsabläufen werden von allein besser. Später sind behutsame persönliche Hinweise angebracht: z. B. ob dieses und jenes noch mehr hervorgehoben werden oder weggelassen werden könnte. Es bedarf einer feinfühligen Anleitung, wenn eine Kritik den Übenden nicht stören, sondern ihn ermutigen soll, den für ihn vorteilhaften Weg *selbst* herauszufinden.

Was zunächst nur einem Vorbild nachgeahmt wurde, wird beim Durchsprechen am Ende der Stunde nach bestimmten Kriterien eingeordnet:

- Spannungen und Lösungen wechseln einander ab.
- Keine Bewegung reißt ab; sie wird immer in die folgende Bewegung hinübergeleitet.
- Die Bewegung soll möglichst aus dem Atem heraus entwickelt werden.
- Der Kopf ist nicht allein, der Fuß ist nicht allein; alle Teile des Körpers gehören zusammen.
- Die innere Bildvorstellung ist viel wichtiger als das mechanische Nachahmen einer Bewegung.
- Wir wollen keine Schaustellungen, sondern ein Aufgehen in der Bewegung. (Bei der Arbeit in der therapeutischen Gruppe sind Zuschauer deshalb unerwünscht.)

- Bei allen Vorgaben sollte der Therapeut auf einen natürlichen Rhythmus bedacht sein:
  - der Ruherhythmus zeigt sich in der Ausgewogenheit der Ausgangsstellung;
  - der Bewegungsrhythmus weist ein adäquates Spannungs-Lösungs-Verhältnis in der Zeit auf;
  - der Raumrhythmus stellt die höchsten Anforderungen an die individuelle Gestaltungsfähigkeit.

Als weiteres Element der therapeutischen Arbeit kommt die Einordnung der Bewegung in den Raum hinzu. Wir üben,

- auf etwas zuzugehen,
- von etwas wegzugehen,
- den Raum zu füllen auf freien Wegen,
- den Raum einzuteilen oder zu trennen,
- Begegnungen im Raum,
- eine Beziehung zu einem Partner im Raum zu entwickeln,
- uns selbst in eine Gruppe im Raum einzufügen.

Dies alles stellt durchaus Anforderungen an die Persönlichkeit, die anfangs schwierig zu meistern sind – aber es läßt sich einüben.

In der wachsenden Beherrschung des Körpers und des Raumes entwickelt sich ein wirkliches Selbstbewußtsein, das in sich ruht und das auch Rückschläge im Leben ohne Neurosengefahr überwinden kann.

Darum geht es: die Entfaltung gesunder und den Lebensanforderungen im rechten Maß gewachsener Persönlichkeiten zu fördern.

Hier kann der Vergleich mit einem spielenden Kind herangezogen werden: Das Kind übt alltägliche Tätigkeiten im Spiel; dabei entwickelt es seine Fantasie und sein Innenleben. Das Spiel ist für das Kind genauso ernst wie das Leben. (Es braucht hier keine Zuschauer.)

Auch für unsere Patienten ist das Üben der verschiedenen Bewegungsabläufe anfangs nur ein schönes Spiel: Erinnerungen tauchen auf, Sehnsüchte werden geweckt, Einfälle werden gestaltet. Nicht Gefallendes wird wieder zerstört.

Im Spiel können sie sich ausleben, austoben, austräumen.
Keinem wird dabei weh getan. Nichts ist verboten.

Ein quälendes, ungelebtes oder falsch gelebtes Leben verliert an Gewicht; es wird quasi in eine andere Welt „hinübergespielt". Der ausdrucksfähige Körper, als Instrument unseres Lebendigseins, ist „entzwickelt" worden. Der Patient hat Mut zur Entscheidung und Kraft zu aktivem Handeln gefunden. Wodurch?

Weil er diese Kraft zur Gestaltung bereits im Spiel, in der Versenkung und in die Bewegung bewiesen hat.

Beim abschließendem Schreiten mit weiter Armhaltung zeigt es sich noch einmal, daß wir einzeln und in der Gruppe in der Lage sind,
– den Raum sinnvoll in unsere Bewegung einzubeziehen und
– eine gestellte Aufgabe nach eigenen Maßstäben zu lösen.

Das nehmen wir mit hinaus ins Leben.

1.1.4 Wie erreichen wir den Menschen?

Das gelingt uns *nur*, wenn wir mit ehrlichem Interesse auf den Patienten eingehen: Ihm dies und jenes anbieten – worauf spricht er an? In der Therapie spielerisch Angebote machen, um sein Unbewußtes zu erreichen. Die bewußte Verarbeitung ist dann erst der zweite Schritt.

Anzubieten sind z. B. beim Fuß:

- das Abstemmen mit der Ferse (s. Abb. 2.47),
- das Fortstoßen mit der Ferse (s. Abb. 2.52),
- die Stemmführung mit Ferse und Handwurzel (s. Abb. 2.51).

Wie reagiert der Patient darauf?
Bewegungen von ganz anderer Qualität sind:

- das Greifen mit den Zehen (s. Abb. 2.49),
- das „Begreifen" des Bodens,
- das langsame Sich-Erheben in den hohen Zehenstand (s. Abb. 2.20 und 2.61), durch Zehen-an-den-Boden-Drücken und Abrollen über den Fußaußenrand,
- und das Wieder-Absinken mit Formung des Fußlängsgewölbes.

Zeigen sich dabei Unsicherheiten?
Wirkt etwas an der Bewegung übertrieben und gekünstelt?

Rhythmen unterschiedlicher Gefühlstönung können angeboten werden, z. B.:

+ + v v +; + v + v + v +; + v v + v v + v v + und andere.

Der Therapeut beobachtet:

Wann verbessert sich die Atembewegung?
Wann erscheint ein Lächeln auf den Zügen des Übenden?

Das Unbewußte ist vieldeutig, aber doch nicht allesbedeutend. Der Lehrer erkennt an der Ausführung der Übung und an der Atemreaktion des Patienten, ob dieser auf dem richtigen Weg ist.

Da eine Verdrängung der Atembewegung im Sinne einer Hochatmung immer eine Bedrohung des Lebens an sich ist und mit Lebensangst einhergehen kann, sind alle Ausdrucksnuancen, die die Vitalität steigern können, zu erproben, z. B. unter den folgenden Aspekten:

- Füße – Füße – Füße!
- Beckenstellung,
- Anregung der Basisatembewegung,
- Stemmführungen zur Schaffung der Verbindung von Brust- zu Basisatembewegung,
- Lernen, die Anziehungskraft der Erde auszunutzen und sich durch Absinkenlassen zur Erde neu zu füllen.

Das alles sind Vorübungen. Es gilt herauszufinden, in welche Richtung der Patient sich entfalten will (bzw. muß). Entscheidend ist dabei, daß ihm die Bewegung Freude bereitet und seiner Gesundheit dient.

Sinusförmige Bewegungsformen und -rhythmen sind freudebetonend. Dabei gilt es, reaktionsbereit zu werden. Keine starre, schematische Einstellung ist gefragt, sondern eine adäquat reagierende. Die Bereitschaft des Patienten, die bei einer Bewegung ausgelösten Körperempfindungen wahrzunehmen, soll gefördert werden, wie etwa bei folgenden Bewegungen:

- Den Kopf nach vorn absinken lassen. Gefühlsmäßig wird man dabei ausatmen. Im Stand wird wahrscheinlich eine Rückverlagerung zur Fersenbelastung und ein Rundwerden in der Lendengegend eintreten. Wenn man einige Zeit so verweilt hat, erlebt man das Aufsteigen der Einatmung gerade in der gedehnten unteren Rückenregion, und ihm folgt der Impuls zur Vorverlagerung, zum Aufrichten des Rückens und Aufheben des Kopfs.
- Den Kopf zur Seite absinken lassen. Diese Bewegung kann mit Seitheben des gegenüberliegenden Arms und/oder Seitverlagerung über den Füßen verbunden werden. Läßt man den Kopf zur Ausatmung absinken und wartet man den aufsteigenden Einatmungsimpuls ab, wird sich die entgegengesetzte Flankenregion weiten, und der Impuls pflanzt sich fort in die Arm-Hand-Bewegung und trägt die Füße ein Stück, bis im sinusförmigen Atemrhythmus wieder Schwerwerden und Verweilen angezeigt sind.

Verkrampfungen sind nicht ausgeschwungene Bewegungen!
Wiederholungen sollen nicht als gleichsinnige Übungen, sondern achtsam und einfühlsam ausgeführt werden.

1.1.5 Exkurs: Ausdrucksbewegungen des Fußes

Die Bedeutungsinhalte von Fußbewegungen können nach bestimmten Kriterien definiert werden:

Es gehören:
- die Ferse   zur Erde
- die Zehen   zum Himmel
- die Fußinnenseite   zur Innenwelt (Introversion)
- die Fußaußenseite   zur Außenwelt (Extroversion)

Fußbewegungen aus dem Stand heraus lassen sich wie folgt interpretieren:
- Das Heben der Ferse führt zum Zehenstand, die Zehen werden im Vorwärtsgehen an den Boden gedrückt: sich zum Himmel erheben;
- das Andrücken der Ferse an den Boden: Zugehörigkeit zum Boden.

Die vielen Varianten der Bodenverbundenheit der *Ferse* müssen näher betrachtet werden:
- Ferse andrücken bis zum Aufstampfen,
- Ferse aufsetzen, anschließend Fuß abrollen,
- Hin- und Herwischen mit der Ferse; Zehen und Ballen bleiben in Bodenkontakt,
- Abstoßen mit der Ferse: etwas wegstoßen oder als Ausdruck der Freude – juchhei!

> Die Bewegung als solche spielt nicht die dominierende Rolle; wichtiger ist das innere Sich-Einfühlen in die jeweilige Körperregion; erst dadurch kann sich die Ausdrucksfähigkeit des Körpers entfalten.

Ausdrucksfähig und ausdrucksträchtig sind alle Elemente der Bewegung, auch die hinzukommende Schultergürtel- und Kopfhaltung. Was uns meist fehlt, ist die *Sensibilität* für die Bewegungen der Ferse. Wir empfinden die Ferse als viel undifferenzierter in ihren Ausdrucksmöglichkeiten als die Zehen.

Wie kann die Ferse einen Begriffsinhalt wie „Himmel" ausdrücken? *Nur*, indem sie sich erhebt? (Vielleicht könnten wir darüber mehr erfahren, wenn wir mit unseren Fersen in einem warmen Lehm- oder Moorbottich herumwühlen würden.) Wir nehmen differenzierend wahr:

- Von der Innenseite der Ferse geht der Weg direkt hoch zu Blase und Niere, wenn wir die Innenseite etwas anheben.
- Drücken wir die Innenseite aber leicht zu Boden, flacht dies das innere Längsgewölbe ab (wenn nicht das Endglied der kleinen und großen Zehe als Grundpfeiler des Himmelsgewölbes mit ihrem Einsatz das Gleichgewicht sichern).

Bei am Boden aufgestellter Fußsohle gelten folgende Interpretationen:

Zehenbewegungen
- Zehen heben lauschen, von außen her aufnehmen, den Himmel anspüren
- Zehen senken Ruhe finden, hier sein
- Zehen leicht an den Boden andrücken gegenwärtig sein
- Zehen in Verbindung mit den Fersen leicht andrücken das Himmelsgewölbe fest auf der Erde verfugen, damit sich der Baum unserer Wirbelsäule gesichert im Stand und im Gang bis zum Kelch des Kopfes erheben kann.

Fersenbewegungen
- „Ja-sagen" der Ferse Andrücken rundherum
- „Nein-sagen" der Ferse Hin- und Herwischen der Ferse bei Fixation mit dem Fußballen. (Die Seitbewegung geht nicht über den fixierten Dreiecksspitzenpunkt hinaus.)

Geht die *Seitbewegung der Ferse* über den Dreiecksspitzenpunkt hinaus, bedeutet

- die Erweiterung nach innen zu eine Verschiebung der Kraft nach innen,
- die Erweiterung nach außen zu eine Verschiebung der Kraft nach außen.

Die Zehen-Vorfuß-Bewegung kann folgende Inhalte ausdrücken:
- Wischen bei festgehaltener Ferse:
  - Hin- und Herbewegen ist ungewohnt;
  - Nach-innen-Schieben ist eine Sammelbewegung;
  - Nach-außen-Schieben ist wegschiebend, nein sagend;
  - Nach-außen-Schieben, während der Kleinzehenballen gleichzeitig nach außen etwas angehoben wird: der Himmel stimmt dem Nein zu. (Dies ist auch die Einleitungsbewegung für die folgende Fußbewegung.)
- Pronation und Nach-außen-Anheben des Vorfußes bei aufgestellter Ferse:
  - Abwehrstellung; sie drückt Ekel aus, wenn zusätzlich die kleine Zehe abgespreizt wird.
- Supination des Vorfußes bei aufgestellter Ferse:
  - mit eingekrallten Zehen ist es ein Festhalten-Wollen;
  - mit Beugung im Grundgelenk, Streckung in Mittel- und Endgelenk der Zehen besagt dieses Sich-nach-innen-und-oben-Wenden ein „Riechen" und spürendes Wahrnehmen.

- Inversion und Eversion der Ferse und Hebung des lateralen Fußrandes um 30°, Hebung des medialen Fußrandes um 60°, Pronation um 15°, Supination um 35° (jeweils bei festgestellter Ferse) sind Bewegungen im unteren Sprunggelenk. Diese seitlichen und drehenden Fußbewegungen beinhalten zustimmende und ablehnende Ausdrucksnuancen.

Anders verhält es sich mit den Bewegungen im oberen Sprunggelenk (Dorsalextension und Plantarflexion), wenn sie ohne Rotationskomponente ablaufen. Neurophysiologisch sollten (entsprechend den PNF-Techniken) alle durchlaufenden Bewegungen möglichst eine rotierende Komponente aufweisen; aber es geht eben auch anders.

- Ein gleichmäßiges und achsengerechtes Zehen- und Vorfuß-Anheben gehört ebenso wie Knie- und Hüfte-Anbeugen in die Beugereihe. Der Ausdrucksgehalt ist mehr dem ganzheitlichen Sich-Beugen und Sich-Zusammenziehen zuzuordnen.
- Zehen-Strecken (bei Beugung im Grundgelenk, Streckung in Mittel- und Endgelenk) und Vorfuß-Strecken sowie Knie- und Hüfte-Strecken gehören zur Streckerreihe und zum Sich-Aufrichten und Sich-Ausdehnen-Wollen.

„Ja" und „Nein" sind in der Lautsprache klar definierte Begriffe. Bei der *Bewegungsdeutung* muß vom Eindeutigen zum Mehrdeutigen übergegangen werden. Auch in der Psychologie wird der Weg vom Unbewußten zum Bewußten als Entwicklung vom Mehrdeutigen zum Eindeutigen gesehen (und umgekehrt).

Bei dem Versuch, Ausdrucksbewegungen des Fußes zu deuten, könnten oder müßten die unterschiedlichen Varianten von Bewegungen „Sympathieskalen" zugeordnet werden, so daß auch Nuancierungen deutlich werden wie z.B.:
1. sich annähern wollen,
2. sich zurückziehen wollen,
3. Freiheit und Unantastbarkeit bewahren wollen.

Vielleicht könnten Zustimmung oder Ablehnung in dieser Weise bedeutungsklarer differenziert werden.

> So richtig aussagefähig ist nur der sich bewegende Fuß, weil gerade im Wandel der Bewegung verschiedene Aussagen miteinander verglichen werden können.

Der Übende sollte nicht mit vorgefaßten Vorstellungen an die Fußbewegungen herangehen. Er sollte den Bewegungsablauf immer wieder in gleicher Weise ausführen und seinen Wahrnehmungen dabei nachspüren. Erst nach vielen Wiederholungen wird allmählich ein Gefühlsmuster „aufdämmern", das es zu bestätigen gilt, oder das mit vielen Variationen und auch Rhythmusverschiebungen ausdifferenziert werden kann. Allmählich bilden sich klare Zuordnungen heraus, die auch zu anderen Zeitpunkten wiederholbar sind.

Das macht Freude und bereichert die Wahrnehmungs- und Erlebnisfähigkeit. Im Üben und freien Gestalten der Vielfalt wird auch immer wieder etwas Neues gefunden, das man in dieser Weise noch nicht erlebt hatte.

Diese Fußwahrnehmungen sind aber nur bei unbekleideten Füßen möglich. Wir sollten häufiger barfuß gehen und uns mehr mit unseren Füßen „unterhalten".

Die „Tumpheit" der Zehen ist eine Zivilisationskrankheit. Wenn die gewünschte Einstellung auf eine bestimmte Zehe nicht gleich gelingen will, kommt es anfangs zu unangenehmen Wahrnehmungen im Kopf. Die motorischen Leitungsbahnen müssen hier erst gebahnt und „eingeschliffen" werden. Übungen, die dazu beitragen, lohnen sich auf vielfältige Weise (vergl. auch S. 86).

1.1.6 Beispiele: Themenpläne für Ausbildungskurse in Ausdrucksgymnastik

Themenplan

Lehrgang in Ausdrucksgymnastik für Krankengymnasten des Bezirks Leipzig unter Leitung von Katharina Knauth (April 1968, Turnhalle der Orthopädischen Klinik der Universität Leipzig).

I. Der Ausdrucksgehalt der verschiedenen Ausgangsstellungen in Ent- und Halbbelastung und sinngemäße Bewegungsentwicklungen aus diesen Ausgangsstellungen
II. Einführung in den Ausdrucksgehalt von Hand- und Fußbewegungen
III. Ganzheitliche Ausdrucksübungen in adäquatem Rhythmus- und Raumverhalten

Themenplan

Lehrgang in Ausdrucksgymnastik für Krankengymnasten unter Leitung von Katharina Knauth (Februar 1969), (Turnhalle der Medizinischen Fachschule der Medizinischen Akademie Dresden)

Dienstag
8.00–11.00 Uhr Der Ausdrucksgehalt der verschiedenen Ausgangsstellungen in Ent- und Halbbelastung und Bewegungsentwicklungen aus diesen Ausgangsstellungen
11.30–12.30 Uhr Vortrag, MR Dr. H. Born (Ärztlicher Direktor des Krankenhausverbandes Dresden – Weißer Hirsch): „Die theoretischen Grundlagen der Ausdruckstherapie"

Mittwoch
8.00–8.45 Uhr Einführung in die Ausdrucksbewegungen der Hand
8.50–9.35 Uhr Einführung in die Ausdrucksbewegungen des Fußes
9.45–11.15 Uhr Schreiten mit verschiedenen Arm-Hand-Haltungen
11.30–13.00 Uhr Ausdruckspsychologische Erläuterungen

Donnerstag
8.00–8.45 Uhr Entwicklung des Schwingens aus dem Fußeinsatz
9.00–10.20 Uhr Übungen zur Erarbeitung der richtigen Beckenstellung und Mittelkörperspannung
10.30–12.00 Uhr Erarbeitung der Ausdrucksbewegungen des Kopfes; durchlaufende Wirbelsäulenbewegungen ausgehend von Kopfbewegungen; ganzheitliche Ausdrucksgestaltungen, entwickelt aus Varianten des Fußeinsatzes

13.00–14.30 Uhr   Möglichkeiten des therapeutischen Einsatzes der Ausdrucksgymnastik

Freitag
9.30–11.00 Uhr   Entwicklung und Weiterführung von Sinngehalten über verschiedene Ausdrucksmöglichkeiten
11.10–12.00 Uhr   Übungen mit Partnerbeziehung
12.00–12.45 Uhr   Raumgestaltung
14.00–15.30 Uhr   Improvisationen nach bestimmten Themen
15.45–17.00 Uhr   Teilnahme an einer therapeutischen Ausdrucksgymnastikstunde mit Patienten

1.1.7 Ergebnisse der Auswertung von 350 Behandlungsserien mit Ausdrucksgymnastik (35)

Die Rezepte lauteten: „Teilnahme an der Ausdrucksgymnastik, 12–24 Kursstunden" (zu jeweils 90 min)

Auswertung der Rezepte nach einweisenden Institutionen

Die Patienten wurden aus unterschiedlichen medizinischen Abteilungen zur Therapie überwiesen. Es kamen:
- 66 % aus der Medizinischen Klinik oder Poliklinik,
- 14 % aus der Neurologischen und Psychiatrischen Klinik oder Poliklinik,
- 13 % aus der Allgemeinen Abteilung der Poliklinik,
- 5 % aus der Sprachabteilung der Hals-Nasen-Ohren-Klinik,
- 2 % aus der Orthopädischen und Chirurgischen Klinik und Poliklinik der Medizinischen Akademie Dresden.

Auswertung der Rezepte nach Verordnungsdiagnosen

125 Rezepte waren ohne Diagnoseangabe. Somit konnten nur 225 Rezepte (= 100 %) ausgewertet werden.
Davon entfielen:
- 22 % auf die Diagnose *Neurose,*
- 6 % auf die Diagnose *Psychose,*
- 27 % auf verschiedene *Organerkrankungen,*
- 45 % auf sonstige *funktionelle Störungen.*

35mal neurovegetative Dysregulation, 6mal Kreislaufdysregulation, 10mal funktionelle Dysphonie, 3mal Balbuties, 4mal spastisches Kolon, 4mal funktioneller vasomotorischer Kopfschmerz, 3mal Migräne, 6mal hartnäckige Schlafstörungen u.a.

Auswertung einer Fragebogenaktion (34 Patienten)

1. Frage: *„Macht Ihnen die Ausdrucksgymnastik Freude?"*
Von den 34 Patienten äußerten 31 „sehr große Freude", eine Patientin ergänzte: „... erst nach längerer Zeit des Übens"; 3 Patienten gingen auf diesen Punkt gar nicht ein.
Es kamen Formulierungen wie z.B.: „...ich freue mich auf jede Stunde." „...durch ausdrucksgymnastische Übungen kam ich zu einer fröhlicheren Stimmung und fand neuen Lebensmut."

2. Frage: *„Welche Übungen lieben Sie am meisten?"*
Zehn Patienten nannten hier das *Entspannungstraining* bzw. die *Entspannungsgymnastik;*
5 Patienten bevorzugten *Übungen auf der Matte;*
9 Patienten gaben *Gehen und Schreiten* an;
3 Patienten *Laufübungen;*
4 Patienten *Hüpfübungen;*
2 Patienten liebten die eingefügten *Atemübungen* am meisten;
eine Patientin empfand besonders die ausführlichen *Handbewegungen* als Vorbereitung zur Lockerung des Schultergürtels als angenehm;
eine Patientin hob die *Übungen im Walzertakt* hervor;
3 Patientinnen äußerten ihre Vorliebe für *beschwingte Übungen;*
6 Patienten gaben an, keine besondere Lieblingsübung zu haben, es sei ihnen *alles gleich angenehm;*
7 Patienten äußerten sich nicht zu dieser Frage.

Die Äußerung einer Patientin soll hervorgehoben werden: „Beim ‚Schreiten' wird bei mir die natürliche Wesensart geweckt und ich kann mich entfalten. Dadurch bekomme ich Schwung, Mut und Lebensfreude."

3. Frage: *„Welche Übungen mögen Sie nicht?"*
3 Patientinnen empfanden das *Rückwärtsgehen* als unangenehm,
eine Patientin mochte die *Übungen auf der Matte* nicht;
eine Patientin äußerte sich zum *Entspannungstraining* im Liegen: „Ich werde ganz kribbelig dabei und bekomme Schmerzen im Unterbauch."

> Solche Angaben sind diagnostisch sehr aufschlußreich, und es muß therapeutisch speziell darauf eingegangen werden.

2 Patientinnen waren Übungen mit *Aufstampfen des Fußes* nicht angenehm (aus psychischen Gründen, nicht weil die Bewegung schmerzt);
2 Patientinnen war der *Schneidersitz* nicht angenehm;
eine Patientin wies darauf hin, daß die *komplizierten gymnastischen Stellungen* ihr nicht angenehm seien;
eine Patientin liebte es nicht, wenn die Übungen *zu rasch hintereinander* durchgeführt wurden;
eine Patientin hatte Schwierigkeiten beim *raschen Wechsel* von langsamen und schnellen Übungen;
einer Patientin waren *starke Kopfbewegungen* unangenehm;
25 Patientinnen und Patienten gaben *keine* Übungen an, die unangenehm für sie waren oder nicht gern ausgeführt wurden.

4. Frage: *„Fühlen Sie sich nach der Ausdrucksgymnastik wohler?"*
31 Patientinnen und Patienten schrieben: *„Ja, sehr"* oder beschrieben ein besonderes „Wohlgefühl".
3 Patientinnen gingen auf diesen Punkt nicht ein.

Die Patienten beschrieben zum Teil eine angenehme Gelöstheit, die über mehrere Tage anhält.

Es wurden Formulierungen gebraucht wie: „...ein Wohlgefühl, wie neu geboren..."; „...wie nach einem erfrischenden Bad..."; „...und fühle mich danach, als hätte ich nur noch die Hälfte meines Körpergewichts"; „...ich fühle mich danach aktiver, dem Leben zugewandter."

5. Frage: „*Hat die Ausdrucksgymnastik Einfluß auf Ihre speziellen Beschwerden?*"

30 Patientinnen und Patienten beschrieben einen *günstigen Einfluß auf ihre speziellen Beschwerdebilder*.

Eine Patientin gab an, daß ihre Beschwerden sich *nicht* gebessert hatten (Verordnungsdiagnose: vegetative Dystonie).

3 Patientinnen äußerten sich nicht zu dieser Frage.

6. Frage: „*Welche Wünsche hätten Sie an die Ausdrucksgymnastik?*"

Eine Patientin nannte hier *mehr Übungen im Liegen*;

eine Patientin regte an, die *Zeit für Schreitübungen zu verlängern*; eine Patientin äußerte, daß sie sich nicht so schnell von einer Übung auf die andere umstellen wolle, sondern *lieber ein Thema langsam steigern* möchte;

einer Patientin wäre es angenehmer gewesen, wenn die *Übungen nicht so schnell aufeinander folgten*;

eine Patientin wünschte sich, „*daß das Verständnis für diese Art der Therapie vielen Menschen zugänglich wird*";

2 Patientinnen gaben an, sie seien „*wunschlos zufrieden*";

27 Patientinnen und Patienten gingen auf diese Frage nicht ein.

Weitere Bemerkungen zum Aufbau und zur Gestaltung der Ausdrucksgymnastik

„Es ist schön, daß jeder beschwingten Übung ein Ausgleich folgt."

„Es ist schön, daß Entspannungstherapie und Atemtherapie miteinbezogen sind."

„...und das Schönste daran ist, daß man nicht gemaßregelt wird für eventuell nicht ganz richtig ausgeführte Bewegungen."

„Das Entspannungstraining dieser Stunde entspannt besser als Autogenes Training mit Schallplattenmusikbegleitung."

„Das Entspannungstraining fördert die innere Ruhe, die notwendig ist, um die Übungen selbst mitzugestalten."

„Günstig ist der Wechsel von Anspannung und Entspannung."

„Günstig sind die eingestreuten Erläuterungen."

Bemerkungen zur Musikbegleitung
„Die begleitende Klaviermusik erleichtert mir das Üben sehr, sie verhindert bei mir ein Abgleiten in routinemäßig durchgeführte Bewegungen wie bei den üblichen Gymnastikstunden, die mich eher ermüden und eventuell sogar mehr verkrampfen. Durch die tragende und mitreißende Musik bleibt auch bei vielen Wiederholungen einer Bewegung der heilende Faktor von Spannung und Entspannung erhalten. Die durch Worte geweckte Vorstellung einer Bewegung genügt mir nicht; die Darstellung gelingt mir leichter, wenn Musik dabei ist – jedenfalls bei der Musik der Begleiterin dieser Stunden* (im Unterschied zu „Gymnastik mit Musik", wie sie im Radio gesendet wird, an der ich mich vergeblich versucht habe)."

Weitere positive Anmerkungen zur Ausdrucksgymnastik
„Ausdrucksgymnastik ist mir zum Bedürfnis geworden."
„Regelmäßige Teilnahme an der Ausdrucksgymnastik ist notwendig."
„Ich möchte die Ausdrucksgymnastik nicht mehr missen..."
„Ich füge die gelernten Übungen in die tägliche Arbeit ein. Ich kann damit selbst dazu beitragen, die Schmerzen im Rücken und in den Gliedern zu lindern."

Therapeutische Wirkungen von Ausdrucksgymnastik und Ausdruckstanz

Wie bei Reiners (35) erläutert, zeigt die Therapie vielfältige Wirkungen im psychischen und physischen Bereich und kann auch bei speziellen Beschwerden sinnvoll eingesetzt werden.

1. Psychische Auswirkungen
Da die Persönlichkeit des Patienten immer *als Ganzes* reagiert, ist eine Untergliederung der psychischen Auswirkungsbereiche nur im Hinblick auf eine wissenschaftliche Auswertung vertretbar.

Hervorzuheben ist die *signifikante Wirkung* der Ausdrucksgymnastik *auf die Grundstimmung*. Eine „frohe" Stimmung nach ausdrucksgymnastischen Übungen ist ganz charakteristisch. In der Fragebogenaktion äußerten 91 % ein „Gefühl der Freude". Gegenteilige Antworten kamen nicht. Auch alle mündlich befragten Personen gebrauchten stets spontan Formulierungen wie: „freudig-beschwingt", „glücklich", „durch Gelöstheit fröhlich", „Aufmunterung", „seelischer Schwung", „heiter", „Leichtigkeitsgefühle".

Eine Patientin mit einer schweren Depression (Suizidversuch), die nach ihrer Entlassung aus der Klinik noch einige Zeit an der Ausdrucksgymnastik teilnahm, gab an: „Es war das erste, worüber ich mich wieder freuen konnte."

---

* Wir möchten hier unseren Dank an die Pianistin Erika Benn aussprechen

Auf eine frohere Tönung der Grundstimmung ist die Verbesserung der Ausdrucksfähigkeit zurückzuführen: „In Bewegung dem Ausdruck zu verleihen, was die Seele bewegt – das ist eine gute Art des Sich-Mitteilens." „Hinterher kann ich besser sprechen."

Auch die *Emotionalität* der Persönlichkeit und eine gefühlsbejahende Zuwendung zur Umwelt werden geweckt. Man erkannte dies an der kameradschaftlichen, alle Patienten einschließenden Gruppensituation in den Therapiestunden und, wie in Einzelgesprächen berichtet wurde, an verbesserten Beziehungen zum Ehepartner und zur Familie sowie an der „aktiven Zuwendung zum Alltag".

Die günstige Beeinflussung der *Affektivität* zeigte sich in der Befreiung von Hemmungen und Angst- und Beklemmungszuständen, die in Gesprächen immer wieder erwähnt und in der Fragebogenaktion von 33 % der Befragten aufgeführt wurde.

In vielen Fällen war es ganz offensichtlich, daß die *Persönlichkeitsdynamik*, d.h. die Art und Weise, wie auf die Umwelt reagiert wird, sich durch eine langzeitige Teilnahme an der Ausdrucksgymnastik gewandelt hatte. (Für manche Patientinnen, die seit mehr als 6 Jahren an der Ausdrucksgymnastik teilnahmen war „die Ausdrucksgymnastik zum Bedürfnis geworden". Nach längerer Zeit des Mitübens stellten sich ein veränderter Gesichtsausdruck und völlig (zum positiven) verwandelte Verhaltensweisen ein.

Eine gesteigerte Motivation, den Gesundungsprozeß aktiv zu unterstützen, wird in der Fragebogenaktion von 3 Patienten besonders hervorgehoben (z.B.: „Ich kann somit selbst dazu beitragen, daß die Schmerzen im Rücken und in den Gliedern verschwinden"). In den Einzelgesprächen waren 90 % der Patienten davon überzeugt, daß sie durch eigenen aktiven Einsatz viel zu ihrer Gesundung beitragen können.

2. Körperliche Allgemeinwirkungen

Verbessertes Allgemeinbefinden und Wohlgefühl werden in der Fragebogenaktion von 90 % und in mündlichen Aussagen von 85 % der Patienten genannt.

Entspannung, Lösung von muskulären und psychischen Verspannungen und Beruhigung geben in der Fragebogenaktion 65 % der Patienten an; in sonstigen Aussagen werden Entspannung und Lösung von 80 % und Beruhigung nur von 50 % genannt. Die anderen 50 % empfinden eher eine aufmunternde Wirkung.

Lockerung und eine verbesserte Beweglichkeit als körperliche Wirkungen beschreiben in der Fragebogenaktion 64 %; von den mündlich Befragten geben dies 100 % an.

Eine verbesserte Durchblutung erwähnen in der Fragebogenaktion 59 % spontan (warme Füße hinterher, belebte Gesichtsfarbe); auf direkte Befragung hin wird diese Wirkung von allen bestätigt.

Positive Auswirkungen auf die Leistungsfähigkeit im Alltag – wie etwa Ausgleich bei Arbeitsüberlastung, aktive Zuwendung zum Alltag, gesteigerte Leistungsfähigkeit („ich ermüde nicht mehr so leicht im Alltag"), erhöhte Konzentrationsfähigkeit, Einfügen der gelernten Übungen in den Alltag – werden in der Fragebogenaktion und auch beim persönlichen Befragen sehr oft erwähnt.

Eine Haltungsverbesserung zeigt sich ganz deutlich nach einigen Übungsstunden. In der Fragebogenaktion schreibt eine Patientin: „Nun kann ich bis ins Alter hinein eine gute Haltung bewahren."

3. Wirkung bei speziellen Beschwerdebildern

- Krampfzustände lösen sich (14 Patienten)
  Wadenkrämpfe werden seltener (1 Patient)
  Besserung jahrelanger Dysmenorrhoe (4 Patienten)
  Verdauung normalisiert sich (7 Patienten)
- Kopfschmerzen lassen nach (15 Patienten)
- Bestehende Übelkeit ist nach der Ausdrucksgymnastikstunde behoben (1 Patient)
- Schlafstörungen werden behoben (15 Patienten)
- Günstige Wirkung auf Herz und Kreislauf (8 Patienten)
  (Eine Patientin mit kompensiertem Mitralvitium gibt eine Entlastung der Herzfunktion durch Entkrampfung des Schultergürtels an. Sie schreibt: „...durch die körperliche Gelöstheit staue ich den Atem nicht mehr so stark, was bei mir auch das Seelische sehr beeinflußt."
- Besserung bei hypotonem Symptomenkomplex (23 Patienten)
- Günstige Wirkung bei Hypertonie (3 Patienten)
- Gallenbeschwerden lassen nach (5 Patienten)
- Magenbeschwerden lassen nach (7 Patienten)
- Besserung bei Schulter-Arm-Syndrom (10 Patienten)
- Besserung spondylotischer Beschwerden und Rückenschmerzen unterschiedlicher Genese (12 Patienten)
- Umschwung zur Besserung beim Sudeck-Syndrom (4 Patienten)
  Vor allem die begleitende depressive Verstimmung verschwand.
- Torticollis spasticus
  Eine Patientin berichtete über Lösung von Spannung und Verkrampfung im Schultergürtel, Nacken und Kopf und gibt Wohlgefühl und Beruhigung nach der Stunde an. Sie nahm jahrelang an der Ausdrucksgymnastik teil.

Kontraindikationen für Ausdrucksgymnastik

Kontraindiziert ist eine Therapie mit Ausdrucksgymnastik bei bestimmten Formen von Psychosen, eventuell auch Neurosen, die in einer zu starken Beschäftigung mit dem Körper bestehen, bzw. eine Fehlverarbeitung psychosensitiver Funktionen aufweisen. Hier sind Spiel und Sport im üblichen Sinne, die Beschäftigung in der Gruppe und Partnerübungen, die vom eigenen Körpergeschehen ablenken, eher indiziert.

1.2 Charakterisierung des Ausdruckstanzes

1.2.1 Ziele der Tanzbewegung

- Den Augenblick ganz bewußt erleben.
- Haltung und Bewegung mit persönlichem Ausdruck füllen:
  - Sich öffnen und wieder schließen und dabei die eigene Mitte finden.
  - Eine positive Vorstellung in sich aufkeimen lassen, die Spannung steigern und danach wieder ausklingen lassen und Ruhe finden.
- Einen Wachstumsprozeß unterstützen, in dessen Verlauf sich die Sinne des Körpers weiterentwickeln.
- Durch Tanzen mit einem übermäßigen Aggressionsbedürfnis fertigwerden und sich dabei selbst Hilfen zur inneren Harmonisierung geben.
- Rhythmische Motive entwickeln:
    Kraftverteilung, Zeitgefühl und Raumgefühl erproben und dabei den eigenen gesunderhaltenden Rhythmus finden.
- Dem Leben und der Natur „ein Festgewand geben" mit Tänzen zu Themen wie:
  - die Morgensonne begrüßen,
  - für wohltuenden Regen danken,
  - weit werden und als Welle im Meer schwingen,
  - die Winde wehen lassen und sie wieder besänftigen,
  - für Nahrung danken,
  - den tiefen See in sich finden, wieder rein werden,
  - um Verständnis bitten und anderen verzeihen,
  - die Heimat begrüßen, die Eltern, die Freunde,
  - den Tag beschließen und dem Himmel vertrauen.

1.2.2 Glossar: Stilrichtungen des Modernen Tanzes

Die folgenden Begriffsdefinitionen und Erläuterungen finden sich in R. Liechtenhan, *Vom Tanz zum Ballett* (24), in O. Schneider, *Tanzlexikon* (40) und bei H. Müller, *Die Begründung des Ausdruckstanzes durch Mary Wigman* (28). (Die Texte werden teilweise modifiziert wiedergegeben.)

Ausdruckstanz, auch „freier Tanz". Diese Tanzbewegung, die seit Anfang des 20. Jahrhunderts besondere Verbreitung fand, lehnt vor allem die Gesetze des Klassischen Balletts ab und versucht, zum natürlichen Ausdruck zurückzukehren. Am Beginn der Entwicklung steht das Buch von Francois Delsartre: *Mimique, Physiognomie et Geste*. Sein System des dramatischen Ausdrucks durch Körperbewegungen hat dem „Modern Dance", dem „Free Dance", dem „Plastischen Tanz", dem „Abstrakten Tanz", dem „Absoluten Tanz", d. h. allen Formen des Tanzes, die unter der Bezeichnung „Ausdruckstanz" zusammengefaßt werden, zum Durchbruch verholfen. Dieses System beeinflußte Rudolf *von Laban* in Deutschland, Ruth *St. Denis* und Ted *Shawn* in Amerika, ferner *Fokine*, Gret *Palucca*, Dore *Hoyer*, Jean *Weidt*, Mary *Wigman*, Valeska *Gert*, Harald *Kreutzberg* und besonders Isidora *Duncan* (s. Denishawn, Jaques-Dalcroze, Schlemmer in [40]).

„Ausdruckstanz" in der Begriffsdefinition nach Müller (28): „Sammelbezeichnung für das gesamte tänzerische Geschehen zwischen 1910–1933, manchmal bis 1945 verwendet, das ‚Neuer künstlerischer Tanz' (NKT) oder allgemein ‚Moderner Tanz' oder ‚German Dance', aber auch ‚Freier Tanz' (in bezug auf Labans Tanzverständnis) genannt wurde.

Subjektives Erleben kommt in regelfreier Form zum Ausdruck. Breite Tanzbewegung auf nichtklassischer Grundlage. Natürliche organisch-rhythmische Bewegungen."

Die Personen, die neben *von Laban* und *Wigman* zu dieser Bewegung gehörten, wurden bereits genannt (s. oben).

„Antagonisten von *Laban* und *Wigman* waren: Valeska *Gert* (vom Schauspiel kommend), Oskar *Schlemmer* (abstrakte Tanzexperimente, Bauhausbühne)."

Zur Ausdruckstanzbewegung gehören auch die *Laientanz*- und die *Gymnastikbewegung* (letztere mehr von *Laban* kommend).

Jazz Dance (24) ist eine Mischung aus afrikanischen, afro-amerikanischen Stilelementen, Modern Dance und Klassischem Tanz.
Seine wichtigsten Merkmale sind:

- *Polyzentrik:* Jeder Körperteil hat sein eigenes Bewegungszentrum.
- *Isolation:* Einzelne Körperteile werden unabhängig voneinander bewegt. Isolierbar sind: Kopf mit Hals, Schultern, Brustkorb, Bauch, Becken, Arme und Beine. (Der Europäische Tanz bemüht sich dagegen um körperliche

Ganzheit.) „In der Bewegungsfolge laufen verschiedene Metren unabhängig voneinander ab und die isolierten Zentren verlaufen in verschiedenen Richtungen" (24).
- *Relaxation:* „Unter Relaxation versteht man das Verhältnis von Spannung und Lockerung in den einzelnen Bewegungszentren" (24).

Moderner Tanz (Modern Dance) (24). Diese Tanzform hat sich aus dem Stil von Mary *Wigman* und Kurt *Joos* entwickelt. Der deutsche Ausdruckstanz wurde in den Jahren zwischen den beiden Weltkriegen in den angelsächsischen Ländern „German Dance" genannt. Rudolf von *Laban* und Mary *Wigman* machten ihn von Dilettantismus frei. Ihre wichtigsten Schüler waren *Georgi, Palucca, Wallmann, Kreutzberg*. Begründer der „Rhythmique" ist Emile *Jaques-Dalcroze*.

Es gibt keine einheitliche Technik. Wesentlicher Bestandteil des Modernen Tanzes ist der Verzicht auf die Attribute des Klassischen Balletts.

Doris *Humphrey* formuliert das Gesetz von „Fall" und „Recovery" (Niederfallen und Sich-Aufrichten).

Martha *Graham* formuliert das System von „Contraction" und „Release" (Zusammenziehen und Entspannen).

Beides beruht auf der Kontrolle des Atmens.

Es gibt Unterschiede in der Art, wie ein Training begonnen wird: *Graham* beginnt mit Bodenübungen, *Humphrey* in der Saalmitte, *Hawkins* beschäftigt die Tänzer zuerst am Boden sitzend.

Postmodern Dance (24). Diese Stilrichtung ist eine Erweiterung des Modernen Tanzes. Nie wird die Bewegung wegen ihrer Eleganz oder Harmonie gesucht und ausgeführt. Es gibt weder Thema noch Stimmung, es wird kein Gefühl ausgedrückt, die Geste wird zum Selbstzweck. Sie wird einzig durch die geistige Haltung des Tänzers bestimmt. Er ist zugleich Nehmender und Gebender. Die Geste steht so der „Minimal Art" nahe.

Tanztherapie (Dance Therapy) (24). Psychotherapeutische Methode, die durch Tanz psychische Spannungen und Konflikte ausdrücken und lösen helfen will.

1.2.3 Über Mary Wigman

Mary Wigman wurde am 13.11.1886 in Hannover geboren.
1911 beginnt sie ihre rhythmische Ausbildung bei Emile Jaques-Dalcroze in Hellerau bei Dresden.
1913 wechselt sie über zu einer tänzerischen Ausbildung bei Rudolf von Laban in Ascona, später ist sie seine Lehrassistentin in Zürich und München.
1918 kommt es zu ersten solistischen Auftritten mit Konzertprogramm.
1920 gründet Mary Wigman eine eigene Tanzschule in Dresden und baut eine eigene Tanzgruppe auf.
Von diesem Zeitpunkt an gibt sie Solo- und Gruppentanzabende und unternimmt Gastspielreisen durch Deutschland und Italien, nach London (1928), in die USA (1930) usw.
1942 wird die Dresdner Schule geschlossen.
Von 1942 bis 1949 besteht die Wigman-Tanzschule in Leipzig.
1949 wird die Wigman-Tanzschule in Berlin-Dahlem eingerichtet; Mary Wigman unternimmt weitere Gastspielreisen und ist als Lehrerin tätig.
Am 18.9.1973 stirbt Mary Wigman in Berlin.

In den Arbeitsheften der Akademie der Künste (1) wird ein Gespräch, das Gerhard Schumann im November 1972 mit Mary Wigman führte, nach einer Tonbandaufzeichnung wiedergegeben. Uns erschien dabei folgendes interessant:
Mary Wigman hatte zufällig eine Aufführung von Jaques-Dalcrozes „Rhythmischer Gymnastik" in Amsterdam gesehen. Dort wurde u.a. die „Aufforderung zum Tanz" von Weber ganz natürlich und nicht klassisch getanzt. Das beeindruckte sie so stark, daß sie zu Jaques-Dalcroze nach Hellerau bei Dresden ging, um bei ihm eine Ausbildung zu machen.
Sie berichtet weiter: „Es gab noch viele Hindernisse, bis ich den Weg zu *meiner* Bewegungsäußerung fand, die nun nicht mehr gymnastisch, sondern tänzerisch war, ... und bis ich mir *meine* Technik aufgebaut habe, was ungeheuer schwierig war, weil ich ja *keine* Vorbilder hatte."
„Die Zeit bei Laban war für mich eigentlich viel entscheidender."
„Was mich interessierte, war nur die Tatsache, daß einem gesagt wurde: Nun sagen Sie das einmal mit Ihrem Körper!"
„Der Tanz ist in der Hauptsache auf dem Begriff der Rhythmik aufgebaut... Und Rhythmik entwickelt sich ganz spontan im Körper, die ist da! Und schließlich hat jeder Mensch seine eigene. Aber so isoliert ist das nun auch wieder nicht, sondern es sprudelt, es gedeiht, es lebt, es begegnet sich, es überkreuzt sich, es verletzt sich auch manchmal, aber das ist gar nicht so schlimm, wie man manchmal denken möchte!"
„Laban stammte aus einer alten ungarischen Aristokratenfamilie. Er sollte Offizier werden und ist ausgebrochen, um Maler in Paris zu werden. Vom Malen kam er zur Bewegung, die er wohl schon immer in sich gehabt hatte."
„Isidora Duncan gab es, aber die hatte keinen Einfluß auf Laban."

Katharina Knauth begegnete Mary Wigman 1943 und 1944 in Leipzig. Sie nahm damals an den abendlichen „Laienkursen" teil. Von 1946 bis 1948 gehörte sie zum engsten Schülerkreis, der aus etwa 18 Tanzeleven bestand. Mary Wigman gestaltete, unterrichtete alles allein. Für die tänzerische Begleitung war ein Pianist verantwortlich. Ein Brief (Abb. 1.1) erinnert noch an diese Zeit.

Nach der Verlegung der Schule nach Berlin-West besuchten Katharina Knauth und Barbara Reiners Mary Wigman noch einige Male dort und nahmen an Übungsstunden teil – solange die Mauer noch nicht geschlossen war. Danach blieben nur noch briefliche Verbindungen.

Der prägende Einfluß der von ihr vermittelten *sprechenden Körperbewegung* blieb aber erhalten; sie wurde von Knauth und Reiners in der therapeutischen krankengymnastischen Arbeit und in der Tanzgruppe weiterentwickelt.

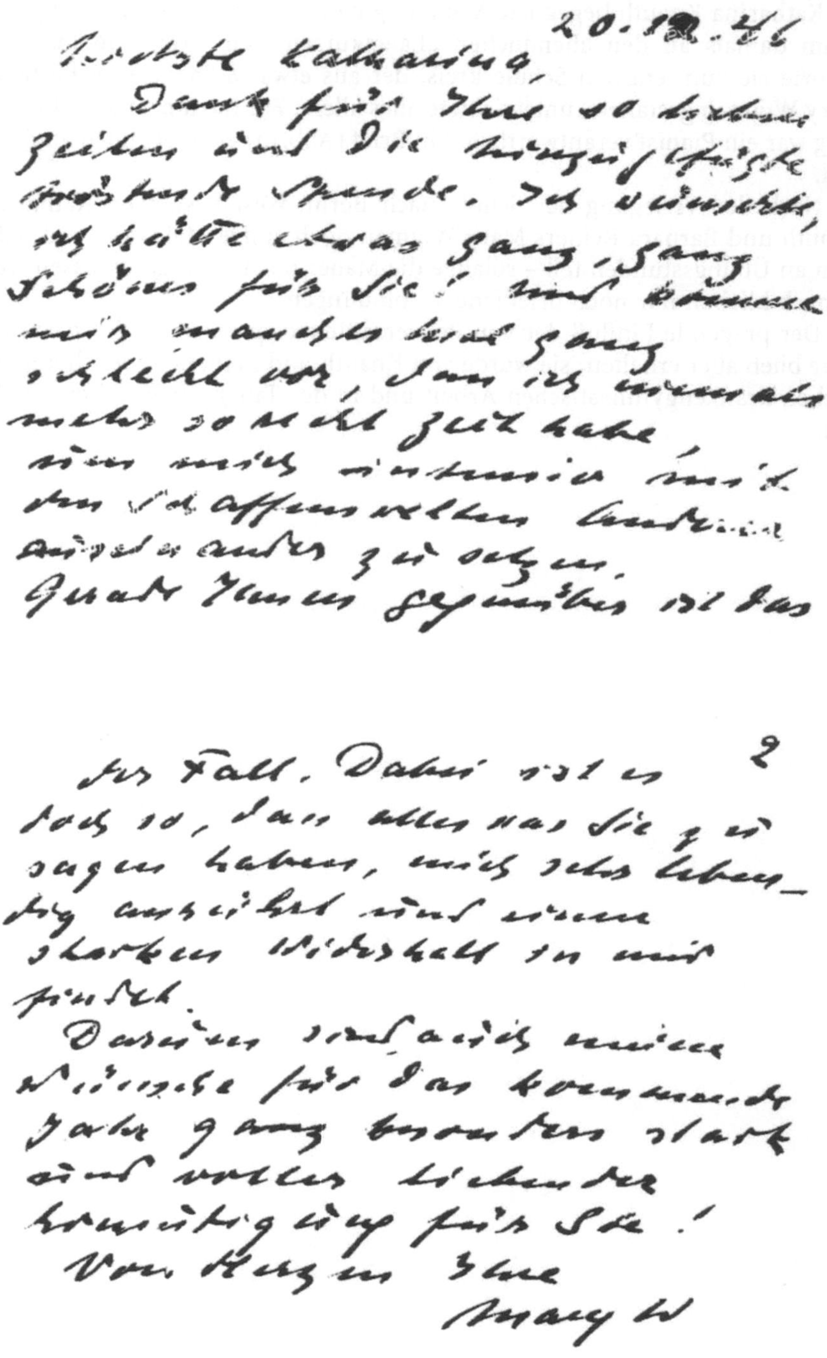

Abb. 1.1. Ein Brief von Mary Wigman an Katharina Knauth (20.12.1946)

1.2.4 Lehrpläne der Wigman-Schule
(nach E. Jaques-Dalcroze u.a.)

Unterstufe

Körperhaltungen, aus denen *Bewegungen* entwickelt wurden.
Gehen, Schreiten, Laufen, Federn, Hüpfen, Springen, Drehen.
Der Rhythmus und seine Beziehung zu musikalischen Formen.
Rhythmus als Wechselbeziehung von *Kraft, Zeit und Raum.*
Schwingen und die Körperwelle.
Ziele:
- Arbeit an der Technik,
- Anregung der Fantasie und bildhafter Vorstellungen,
- Beziehung zu realen Vorgängen,
- schöpferisches Spielen,
- Improvisationen: Arbeit mit
  – Wiederholungen,
  – Abwandlungen,
  – Erweiterungen,
  – Phrasierung und Zäsuren.

Mittelstufe

1. Thema: *Gleiten* auf unterschiedlich geformten Wegen
- allein, zu zweit, als Reihe, als Gruppe,
- als Erlebnis der Ebene, der Weite,
- in Tiefen und in Mittellage,
- als konkrete Vorstellung: im Kahn über Wasser gleiten.

2. Thema: *Schweben*
- Steilspannung und Körperhaltung,
- Fußtechnik,
- Armführungen,
- Ausdruck von Gemütsbewegungen, z. B. entzückt, verzückt, ekstatisch,
- Auffangen, Aufhalten nach dem Schweben,
- Verlängern und Auskosten im Schwung, im Sprung, in der Drehung.

Oberstufe

Thema: *Ausbruch*
- Heftigkeit, Leidenschaft, Stürmen, Rasen, Stürzen;
- von Wigman vermerkte Themen:
  – auf der Flucht,
  – vom Winde verweht,

- Sturmflut,
- Tiefe, Weite, Höhe,
- Mut, Kühnheit, Sicherheit;
• und dann wieder als *Gegensätze*;
- verklingen, verhauchen,
- sterben der Bewegung im Sitzen, Knien und Liegen,
- das fallende Blatt mit seiner Anpassung an den Boden.

Als großes Thema: *Spannung*
• Steilspannung:
- sich hochschnellen,
- immer steiler werden,
- der Wirbel, über den Fußspitzen gedreht;
• elastische Spannungen:
- Bogen und Pfeil.

Thema: *Kurve*
• verschiedene Arten,
• verschiedene Richtungen,
• Höhenlagen der Haltung und Fortbewegung,
• Verbindungen mit der Gestik.

Thema: *Das Vibrato als Funktion*
• als bewegte Basis,
• als bewegter Zustand, unterschiedlich in
- Richtung
- Dynamik
- im Drehen

Thema: *Drehen*
mit vielen Übungsvarianten

Thema: *Der Raum*
• Einteilung des Raumes,
• Raumwege,
• einen Raumrhythmus schaffen,
• große Weite gewinnen,
• die Ausweitung der Bewegung über das Körperliche hinaus,
• im Raum verklingende Bewegung

Thema: *Sprechende Bewegung*
• Differenzierung der Zu- und Abwendung bestimmter Körperteile zu- und voneinander, zum Partner, zum Raum,
• Bewegungsansatz,
• Bewegungsfluß,
• Bewegungsverbindungen,

- Bewegungsrichtung,
- Tempo,
- Rhythmus,
- Richtung und Entfernung,
- Wechselbeziehung zu psychischen Zuständen und Vorgängen,
- Bewegungsvorstellung,
- Gesten beim Schreiten,
- der Druck, den bestimmte Körperteile ausüben

Thema: *Gewichtsübertragung in der Fortbewegung*
- Der Schwerpunkt des Körpers wird in verschiedenen Richtungen verlagert, dabei wird er gehoben, gesenkt, nach rechts oder links verlagert oder am gleichen Ort belassen.
- Die begonnene Bewegung setzt sich weiterfließend im ganzen Körper fort oder es wird *ohne* Gewichtsverlagerung nur eine „Geste" ausgeführt.
- Beim Ausatmen wird an irgendeiner Stelle des Körpers mit der Entspannung begonnen und die sich daraus ergebenden Gewichtsverlagerungen werden adäquat im Körper weitergeleitet.

- Gewichtsverlagerungen in der Fortbewegung mit abrollender Fußsohle
- Fußabrollen von der Ferse zur Spitze (Gehen)
- Fußabrollen von der Spitze zur Ferse (Schreiten)
- Haltepunkt einfügen mit Gesten oder Verlagerungen
- Sich über den Boden gleiten lassen mit ganzer Sohle, Spitzen, Ballen, Ferse oder Variationen davon: gleiten, stampfen, trampeln, schwingen, federn, vibrieren, schweben.

1.2.5 Rhythmusübungen

Die folgenden Aufzeichnungen wurden angeregt durch Wolfgang Zeibig (Palucca-Schule Dresden) bei einem Lehrgang für Krankengymnasten und bei einem Sommerkurs für Tänzer an der Palucca-Schule in Dresden.

Sprechübungen als Wort-Klang-Gebärde-Einheit im Sinne des Orff-Schulwerks

Übung 1. „Viva la danza" rufen (Abb. 1.2):
- aus der Körpermitte heraus rufen;
- den ganzen Körper davon erfassen lassen;
- Bewegungen dazu erfinden.

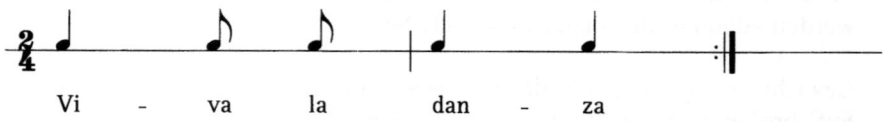

Abb. 1.2. Wort-Klang-Gebärde-Einheit

Übung 2. Gestaltung eines Wechselspiels für zwei Gruppen im Kanon mit Rufen, Knieschlag-, Klatsch- und Schrittbewegungen (s. Abb. 1.3).

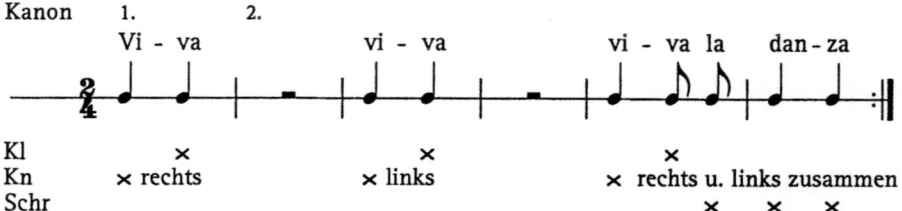

Abb. 1.3. Kanon als Wechselspiel. *Kl* Klatschen, *Kn* Knieschlag, *Schr* Schritt

> Alle Bewegungen, die nicht aus der Körpermitte kommen, sind „Taschendiebbewegungen!"

Übung 3. Gegenüberstellung eines kleinen Reimes im geraden und ungeraden Takt, aufgebaut auf einer Ostinato-Bewegung (ostinat = hartnäckig wiederholt), ergänzt durch einige Schlaginstrumente: „Immerzu, immerzu, ohne Rast und ohne Ruh." (Abb. 1.4).

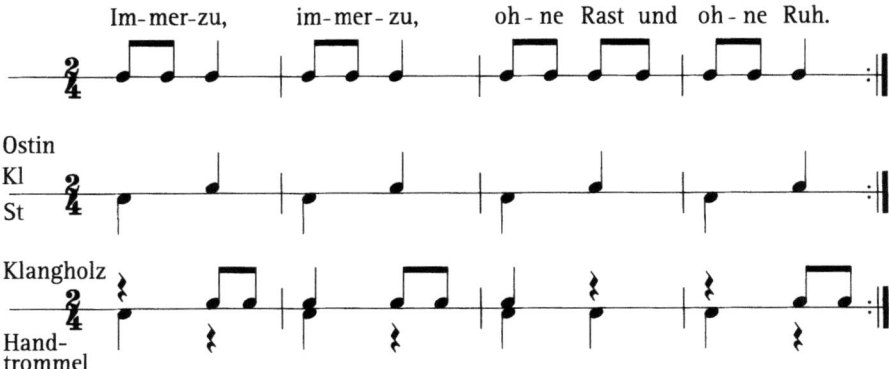

Abb. 1.4. Ostinato-Bewegung (Ostin) mit Reim-Sprechen, Händeklatschen *(Kl)*, Fußstampfen *(St)* und Schlaginstrumenten

Erst den Rhythmus spontan erleben, dann den Rhythmus „ermessen". Die Maßeinheit muß eine gleichmäßige Schlagzeit sein.

- Verschiedene Möglichkeiten der rhythmischen Gestaltung im ungeraden Takt selbst finden lassen; dabei von der in Abb. 1.5 dargestellten Ostinato-Bewegung ausgehen.

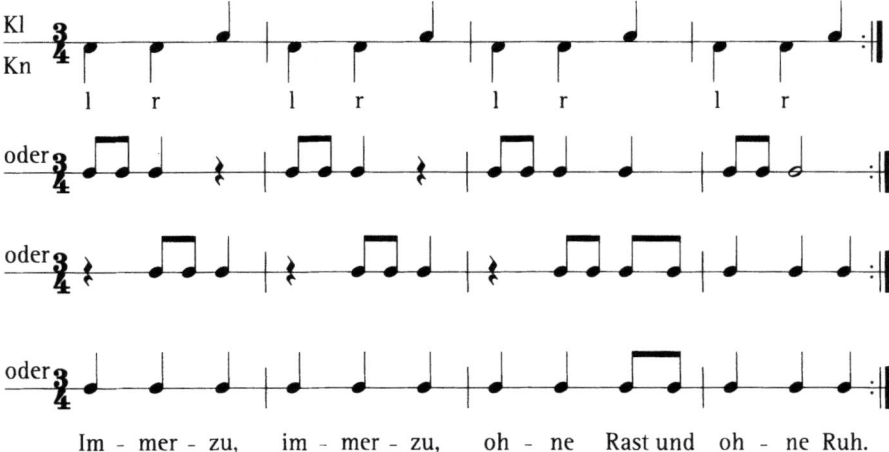

Abb. 1.5. Rhythmusübung mit Händeklatschen *(Kl)* und Knieschlag *(Kn)*, links *(l)* und rechts *(r)*

- Zur klanglichen Ergänzung ein kleines Becken und ein Triangel einsetzen.
- Die verschiedenen Möglichkeiten der Rhythmisierung, im 3-Schlag-Takt gesprochen und auf verschiedenen Schlaginstrumenten wiedergegeben, gleichzeitig nebeneinander erklingen lassen. Zuvor sollten aber die folgenden Taktierübungen gemacht werden.

Übung 4. Taktierübungen im 2- und 3-Schlag (wenn möglich auch im 4- und 6-Schlag): An die Stelle der in Übung 3 erprobten Ostinato-Bewegung tritt eine präzise und elastische Taktier-Bewegung in Verbindung mit verschiedenen rhythmischen Aktivitäten:

- Reim sprechen – taktieren,
- Reim sprechen – taktieren und im Grundschlag gehen,
- Reim sprechen – Sprechrhythmus klatschen und im Grundschlag gehen,
- Reim sprechen – Sprechrhythmus gehen und taktieren.

Diese Übungen mit immer neuen Reimen, Sprichwörtern und Liedern wiederholen und damit rhythmisch-metrisches Geschehen dem Körper bewußt machen.

Übung 5. Darstellung der verschiedenen Notenwerte auf Schlaginstrumenten und in der Bewegung; Arbeit mit dem Metronom:

- zum Schlag des Metronoms (♩) in verschiedenartigen Klatschbewegungen (von sehr groß bis sehr klein) die in Abb. 1.6 dargestellten Notenwerte realisieren;
- zum Schlag des Metronoms (♩) die in Abb. 1.7 dargestellten Notenwerte auf Handtrommel/Triangel/Gong/Schellentrommel/Klangstäben so realisieren, daß die Handtrommel beginnt und im Abstand von 4 Schlagzeiten nach und nach die anderen Instrumente hinzukommen, bis schließlich alle nebeneinander erklingen;
- zum Schlag des Metronoms (♩) die in Abb. 1.8 gezeigte Zeitenfolge in fließender Bewegung wiedergeben:
  1. große Klatschbewegung,
  2. Knieschlag überkreuz,
  3. vorwärtsgehen,
  4. am Platz drehen.

Diese Übung läßt sich auch im Kanon zu vier Personen ausführen und mit der vorhergehenden Übung verbinden.

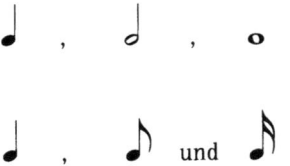

Abb.1.6. Notenwerte mit Klatschbewegungen ausdrücken

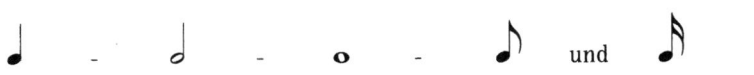

Abb.1.7. Notenwerte im Nacheinander mit Schlaginstrumenten zum Einsatz bringen

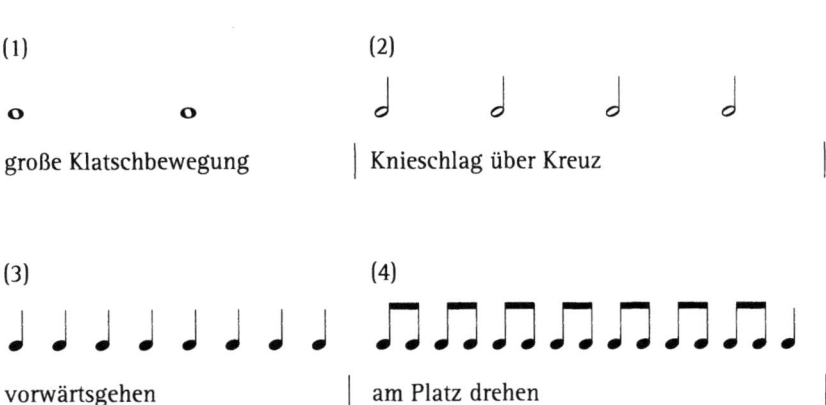

Abb.1.8. Notenwerte mit Klatschen, Knieschlag, Gehen und Sich-Drehen ausdrücken

34 Theoretische Einführung: Ausdrucksgymnastik und Ausdruckstanz

Übung 6. Eine Anlage „konzertieren" (Abb. 1.9) mit
- Stimme,
- Körperbewegungen und
- Schlaginstrumenten.

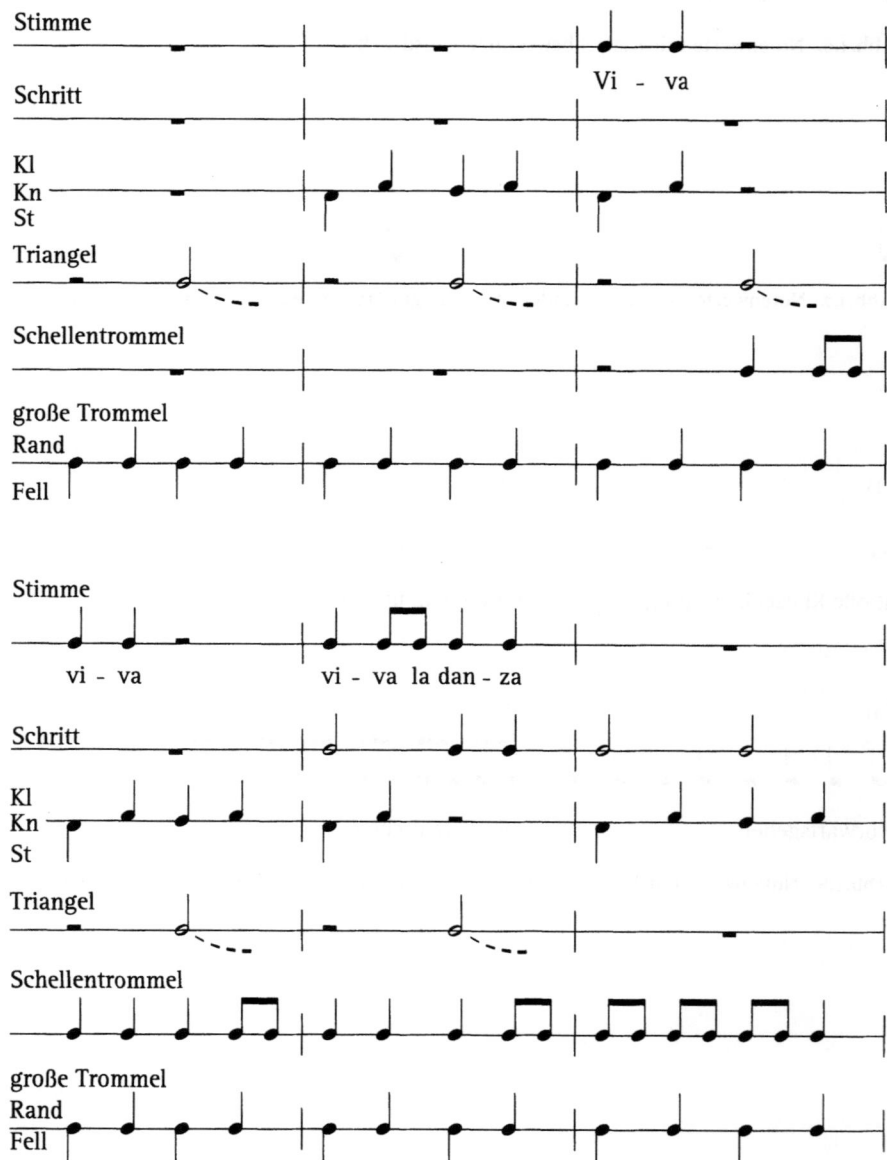

Abb. 1.9. Konzertgestaltung mit Sprechstimme, Schreitbewegung, Klatschen *(Kl)*, Knieschlag *(Kn)*, Stampfen *(St)* und mit Schlaginstrumenten

1.2.6 Anleitungen zur tänzerischen Improvisation

(Die folgenden Übungen wurden in Anlehnung an den Unterricht im Neuen Künstlerischen Tanz (NKT) beim Sommerkurs 1976 an der Palucca-Schule Dresden entwickelt)

Thema: **Kreisbewegungen und Ausklingenlassen.**
Dreier- und Zweiertakt im Wechsel

Übung 1. Federn in der Vorwärtsbewegung, 3mal rechts, 3mal links.

Übung 2. Federn in der Vorwärtsbewegung, 3mal rechts, dann das andere Bein im Kreis von hinten nach vorn führen, gefolgt von einem kleinen Wechselsprung. Dann 3mal links federn usw.

Übung 3. Improvisation: Ein Bein federt, das andere schwingt rück-vor, führt kleine Kreise mit der Fußspitze aus oder andere Bewegungen; zwischendurch kommt ein Wechselsprung oder „Pferdchensprung".

Übung 4. Kreisbewegung: 1 = tief (ganze Fußsohle), 2, 3 = hoch (Ballenstand), danach ausdrehen mit weiter Armhaltung; einmal schneller, einmal langsamer drehen, je nach Vorgabe der Musik.

Übung 5. Improvisation zum Thema „Kreisen und ausklingen lassen"
1 2 3 1
0 -
1 2 3 1 2 1 2
0 - -
1 2 3 1 2 1 2 1 2
0 - - -

Übung 6. Improvisation: Mithilfe der Drehung einen schönen Melodienbogen im Raum beschreiben.

Übung 7. Improvisation: Am Anfang steht eine Melodie, in der Mitte ein Rhythmus, zum Schluß wieder eine Melodie und die Drehung.

Thema: Drehen und Ausklingenlassen, Dreier- und Zweiertakt im Wechsel

Übung 1. Vorwärtsgehen; dabei führt das rechte und linke Bein abwechselnd einen Halbkreis von hinten nach vorn aus.

Übung 2. Wie Übung 1, nur wird der Halbkreis von vorn nach hinten ausgeführt.

Übung 3. Zusätzlich zu Übung 1 und Übung 2 wird mit dem Arm ein Halbkreis von hinten nach vorn oder von vorn nach hinten geschwungen. Wenn das Bein im Halbkreis von hinten nach vorn kommt, wird der Armkreis von vorn nach hinten ausgeführt und umgekehrt. Der Arm führt also eine *Gegenbewegung* zur Bewegung des Beins aus.

Übung 4. Flache Schritte vorwärts im Rhythmuswechsel (1 2, 1 2 3).

Übung 5. Aus Übung 4 entwickeln:
- Anlauf Sprung, Anlauf Sprung
  1 2   1 2 3   1 2   1 2 3

Übung 6.
- Drehung mit Ausklingen und 2 Schritte vor
  1 2 3   1 2

Übung 7. Wechsel zwischen 1mal 5-Takt, 2mal 3-Takt:
- Drehen – Schritt/Schritt, drehen – Schritt/Schritt/Schritt;
  Beispiel:
  Rechts herum drehen (1 2 3), 2 Schritte vor (1 2) = ausklingend;
  links herum drehen (1 2 3), 3 Schritte vor (1 2 3) = lang ausklingend.

Übung 8. Steigerung:
- 3:3 = 2 Drehungen; 2:2:2 = lang ausklingend
  (ergibt insgesamt 12 Maßeinheiten).

Übung 9.
- Rechts hoch, hoch, hoch auf Zehenspitze (1 2 3),
- Links, rechts, links – schnell vorgeworfene Füße oder
- eine Art „Pferdchensprung" vorwärts (schneller Teil).

Übung 10. Improvisation:
Schneller Teil der Übung 9 kombiniert mit dem langsamen Teil von Übung 8.

Übung 11. Fußwippen (1 2 3), danach kurzer Zwischenschritt (1 2).

Übung 12. Improvisation: Drehen und Ausklingenlassen in verschiedenen vorgegebenen Rhythmen (3 = drehen, 2 = ausklingen):
- 3:2 (kurz ausklingende Drehung)
- 3:2:2 (lang ausklingende Drehung)
- 3:3 (2 Drehungen)
- 2:2:2 (sehr lang ausklingende Drehung).

Thema: **Verschiedene Gangarten**

Übung 1. Flaches Gehen, die Arme hängen lassen.

Übung 2. Flaches Gehen, die Arme schwingen lassen.

Übung 3. Flaches Gehen, dabei den Raum aufteilen und die Arme entsprechend führen.

Übung 4. Einen Sechs-Schritt-Kreis nach rechts oder links schreiten, dabei das Becken immer frontal ausgerichtet halten (Abb. 1.10).

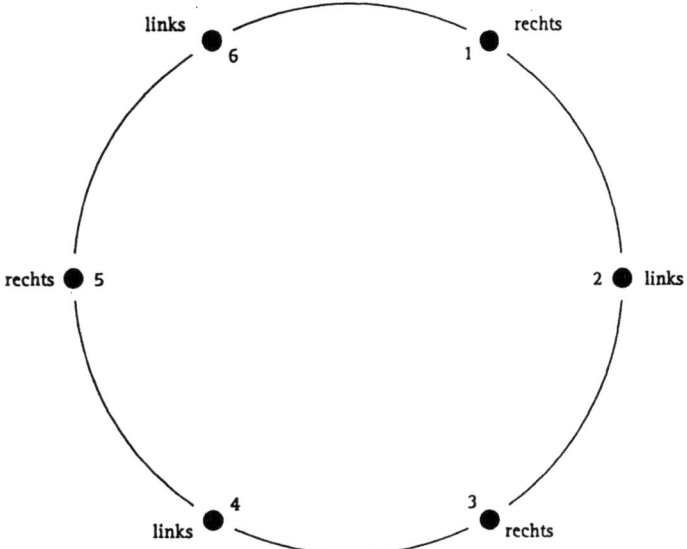

Abb. 1.10. Schrittführung beim Sechs-Schritt-Kreis: seit–rück–rück–seit–vor–vor

Übung 5. Wie Übung 4, zusätzlich mit wiegender Armhaltung (s. Abb. 2.28):
- Wechsel zwischen links- und rechts herum kreisen;
- anschwellend aus der Tiefe in die Höhe kommen und wieder zurück.

Übung 6. Als Variation von Übung 4:
- 1–3 kleinere Schritte,
- 4–6 ausgreifende und betonte Schritte,
- Armhaltungen dem Inhalt der Fußbewegungen anpassen.

Übung 7. In Kreisrichtung gehen, die innere Schulter führt.

Übung 8. Kurven gehen. Beim Wechsel der Kreisrichtung immer wieder mit den Armen neu einsetzen.

Übung 9. Eine große „8" im Raum ausschreiten.

Übung 10. Improvisation. Festgelegt sind
- die Gangart: Schreiten,
- das Tempo: 6/8 Takt,
- der Raumweg: er muß rund sein (runde Raumwege schreiten).

Übung 11. Gleiten (ohne Auf- und Abbewegung in der Höhe):
- gerade Raumwege – runde Raumwege;
- verschiedene Wege im Raum gleiten;
- mit Crescendo gleiten (kräftig beginnend, weich ausklingend);
- verschiedene An- und Ausklangformen gestalten:

    1 2 3 4 5 6   1 2 3
    1 2 3 4 5 6   1 2 3 4
    1 2 3 1 2 3   1 2 (Crescendo schaffen)
    1 2 3 1 2 3   1 2 3 (Höhepunkt finden, an- und ausklingend)

2 Praxis:
Grundübungen der Ausdrucksgymnastik

2.1 Vorbereitendes Entspannungstraining

Beim Entspannungstraining wird immer der gleiche Wortlaut verwendet, so daß jeder Teilnehmer immer weiß, welcher Übungsteil als nächstes folgen wird.

„Wir liegen ganz entspannt.
Die Arme liegen locker neben dem Körper oder weit ausgebreitet am Boden.
Die Beine fallen locker im Hüftgelenk nach außen.

Wir schließen die Augen,
konzentrieren uns ganz auf uns selbst,
schalten die Außenwelt ab.

Wir konzentrieren uns auf den *Nacken:* er ist entspannt,
der *Hals* sinkt ab und wird lang,
die *Schultern* sind gut herabgesunken,
die Muskeln *zwischen* den *Schulterblättern* sind gut entspannt,
und auch die Muskeln *seitlich* am *Hals* und am *Hinterkopf.*

Und jetzt konzentrieren wir uns auf den *rechten Arm:*
er ist gut entspannt.
* Die Oberarmmuskeln, die Unterarmmuskeln und die Handmuskeln sind entspannt.
    Wenn der rechte Arm gut entspannt ist, dann wird er schwer; und wenn er schwer ist, dann wird er warm, strömend warm bis in die Fingerspitzen.

Und jetzt konzentrieren wir uns auf den *Daumen* der rechten Hand, fühlen die Haut an der Innenseite, seitlich und oben wie einen kleinen Wärmeflaum. Wir fühlen tiefer: die Muskeln des Daumens, die Knochen und Gelenke.
    Wir sind ganz der Daumen.

Dann gehen wir weiter zum *Zeigefinger*, fühlen die Haut des Zeigefingers wie einen Wärmeflaum, fühlen tiefer die Muskeln, die Gelenke und Knochen.
Wir sind ganz der Zeigefinger.

Dann gehen wir weiter zum *Mittelfinger*, fühlen die Haut des Mittelfingers wie einen Wärmeflaum, fühlen tiefer die Muskeln, die Gelenke und Knochen.
Wir sind ganz der Mittelfinger.

Vom Grundgelenk des Mittelfingers aus gehen wir weiter zum 4. Finger, dem *Ringfinger*. Wir fühlen die Haut des Ringfingers wie einen Wärmeflaum, fühlen tiefer die Muskeln, die Gelenke und Knochen.
Wir sind ganz der 4. Finger.

Und weiter gehen wir spürend zum *kleinen Finger*, fühlen die Haut des kleinen Fingers wie einen Wärmeflaum, fühlen tiefer die Muskeln, die Gelenke und Knochen.
Wir sind ganz der kleine Finger.

Alle fünf Finger werden gespürt –
wir fühlen die Innenhand,
den Handrücken,
das Handgelenk
und tasten uns weiter nach oben;
wir spüren den Unterarm,
das Ellenbogengelenk,
den Oberarm,
das Schultergelenk.

Wir gehen herüber zum *linken Arm* und konzentrieren uns darauf, daß der linke Arm gut entspannt ist."
(Jetzt die entsprechende Anleitung für den linken Arm, s. S. 39, ab *.)

„Beide Arme sind entspannt, der Nacken ist entspannt."
(Kurze zurückführende Wiederholung als Kontrolle, damit der Übende in den anderen Bereichen entspannt bleibt.)
„Nun ist es der *Rücken*, dem wir unsere Aufmerksamkeit zuwenden wollen. Wir lösen die Muskeln neben der Wirbelsäule
und seitlich am Rumpf,
entspannen die Lendengegend
und die Kreuzgegend.
Wir haben das Gefühl, breiter zu werden und tiefer in den Boden zu sinken.
Der Boden ist weich und warm und nimmt uns gut auf.

Jetzt gehen wir zu den *Beinen* über, die locker im Hüftgelenk nach außen abgesunken sind.

Wir konzentrieren uns auf das *rechte Bein* und darauf, daß das rechte Bein gut entspannt.
** Wir spüren die Oberschenkelmuskeln,
die Wadenmuskeln,
die Fußmuskeln.
Wenn die Muskeln gut entspannt sind, fühlen wir, wie das Bein schwer auf dem Boden aufliegt.
Und nachdem es schwer geworden ist, wird das Bein auch warm, strömend warm bis zu den Zehenspitzen.

Jetzt konzentrieren wir uns auf die *große Zehe* des rechten Fußes, fühlen die Haut wie einen Wärmeflaum, fühlen die Muskeln, die Gelenke, die Knochen.
Wir sind ganz die große Zehe.

Jetzt gehen wir weiter zur *2. Zehe*, konzentrieren uns ganz auf die 2. Zehe, fühlen die Haut, die Muskeln, die Gelenke und Knochen.
Wir versuchen, ganz die 2. Zehe zu sein.

Jetzt gehen wir weiter zur *3. Zehe*, versuchen, uns in sie einzufühlen, fühlen die Haut wie einen Wärmeflaum, fühlen die Muskeln, die Gelenke und Knochen.
Wir sind ganz die 3. Zehe.

Und wir gehen weiter zur *4. Zehe*, fühlen uns in sie ein. Wir spüren die Haut wie einen Wärmeflaum, die Muskeln, die Gelenke und Knochen.
Wir sind ganz die 4. Zehe.

Und nun kommt die *kleine Zehe* an die Reihe. Wir fühlen ihre Haut wie einen Wärmeflaum, die Muskeln, die Gelenke, die Knochen.
Wir versuchen auch, ganz die kleine Zehe zu sein.

Jetzt sind alle fünf Zehen gut erspürt.
Wir fühlen die Fußsohle, als befände sie sich in warmem Sand,
wir fühlen den Fußrücken,
das Fußgelenk,
den Unterschenkel,
das Kniegelenk,
den Oberschenkel,
das Hüftgelenk.

Jetzt gehen wir weiter zum *linken Bein* und konzentrieren uns darauf, daß auch das linke Bein gut entspannt."
(Jetzt die entsprechende Anleitung für das rechte Bein, s. S. 41, ab **.)

„Beide Beine sind jetzt entspannt,
der Rücken ist entspannt,
beide Arme sind gut entspannt,
der Nacken ist entspannt."
(Zurückführende Wiederholung.)

„Wir entspannen die *Bauchmuskeln*
und die Muskeln am *Brustkorb*,
und wir entspannen das *Gesicht*.

Wir konzentrieren uns darauf, daß
der Mund gelöst ist,
die Zunge locker, löffelförmig auf dem Mundboden liegt,
Schlund und Kehle gelöst sind,
die Wangenmuskeln entspannt sind,
die Augenlider ruhig über den Augen herabgesunken sind,
die Stirn frei und angenehm kühl ist.

Und wenn wir jetzt von außen her den ganzen Körper gut entspannt haben, versuchen wir den *Innenraum* zu spüren, durch den unser Atem zieht.
　Wir stellen ihn uns vor wie einen großen leeren Raum und fühlen das Weitwerden beim Einatmen
und Schmalerwerden beim Ausatmen.
Wir werden geatmet,
wir lassen uns atmen.
　Nach der Ausatmung warten wir die Pause ab, bis das Einatmen ganz von allein einsetzt.

Zuerst konzentrieren wir uns mehr auf den unteren Bauchraum und die Lendengegend, den sogenannten *Basisraum*. Dann spüren wir das Weitwerden rundum in der Rumpfmitte. Dann spüren wir, wie auch die oberen Rippen bis unter die Schlüsselbeine vom Atem gehoben werden.
　Es ist auch, als würde der Atem über die Ohren und den Kopf hinaus eine feine Hülle um uns weben.

Zur Ausatmung lassen wir den Brustkorb gut absinken, und wir stellen uns ein *Wärmegefühl* in der Magengegend, im *Sonnengeflecht* vor. Strömend warm wird das Sonnengeflecht.

Und wir stellen uns folgendes vor (Das Bild kann verändert werden):
Wir liegen an der See im warmen Sand,
der Rücken ist wohlig vom Boden aufgenommen,
und die Sonne scheint uns gerade auf die Magengegend.
Und wir fühlen uns wohl, und alles fügt sich zur schönen Harmonie.

(Einige Zeit Ruhe, dann zurücknehmen; das ist wichtig)

Wir bewegen den rechten Arm locker nach innen und außen, dann den linken;
wir bewegen das rechte Bein locker nach innen und außen, dann das linke;
wir atmen tief durch,
wir öffnen die Augen,
schließen die Hände zur Faust,
beugen die Unterarme an,
strecken dann Finger und Unterarme wieder aus,
wir räkeln und dehnen uns,
und wir gähnen tief durch...

Und dann sind wir wieder ganz wach!"
(Dieser Satz muß unbedingt gesagt werden!)

2.2 Grundübungen der Ausdrucksgymnastik – Demonstration und Erläuterungen

Die Gebärdensprache von Gesicht und Händen ist uns am vertrautesten; deshalb beginnen wir die Übungsstunde nach vorangegangenem Entspannungstraining aus liegender oder nur halbaufgerichteter Position mit Kopf- und Armbewegungen. (Auch Fußbewegungen können so erst einmal ohne Schwierigkeiten durch die Körperbelastung erprobt werden.) Es wird atemrhythmisch geübt; nur manchmal wird einleitend ein Hinweis dazu gegeben.

Die Therapeutin demonstriert, für alle gut sichtbar, die Übung. Nun setzt die Pianistin mit angepaßten Melodien ein, die inhaltlich dem Bewegungs- und Atemablauf der Übung entsprechen, und alle versuchen, sich in ähnlicher Weise in Bewegungen zu äußern. Es soll kein Nachahmen sein, sondern eher ein Sich-Einfühlen und Sich-Ausdrücken.

Die Musikbegleitung ist dabei ganz entscheidend. Es kann nicht einfach nach „Musik vom Band" geübt werden, weil damit die Ursprünglichkeit des Zusammenwirkens von Therapeut, Pianist und Gruppe verlorenginge. Der Musikbegleiter verfolgt jeden Bewegungsablauf und intoniert ihn sinngemäß. Bei Wiederholungen setzt er in ähnlicher Weise mit ein.

Beobachtet der Therapeut, daß die Gruppe nicht adäquat mitübt, findet er andere Varianten oder andere Akzente zur Verdeutlichung eines Bewegungsablaufs. Der Pianist übersetzt dies in Töne. Das ist bei einer nur rhythmisch angepaßten „Musikkonserve" niemals möglich. Alles muß viele Male gleichförmig oder ähnlich geübt werden, ehe es den Teilnehmern gelingt, sich selbst in der Bewegung zu finden und Freude daran zu haben. Das „Aha-Erlebnis" braucht Zeit.

2.2.1 Übungsanregungen in Entlastung und Halbbelastung

Aus einer geschlossenen Haltung den Blick erheben (Abb. 2.1)
Die Musikbegleitung hilft uns, wenn wir uns zur Einatmung aus einer liegenden Ausgangsstellung aufrichten, um den Raum um uns herum wahrzunehmen. Zur Ausatmung senken wir Kopf und Rumpf wieder und lassen in Ruhelage die Eindrücke einige Zeit nachklingen.

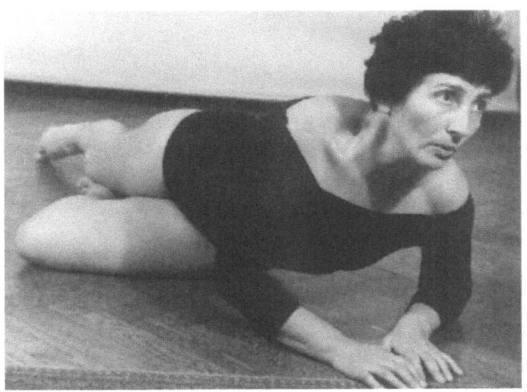

Abb. 2.1. Aus einer geschlossenen Haltung den Kopf anheben und die Umwelt wahrnehmen

Blick und Hand öffnen sich der Umwelt (Abb. 2.2)
Das Heben des Kopfes und das Sich-Öffnen und Anheben der Hand beinhaltet eine Zuwendung zur Außenwelt: ein Aufnehmen oder Anbieten – je nachdem, ob wir innerlich auf Empfangen oder auf Abgeben eingestellt sind. Oft entwickelt sich das eine aus dem anderen. Auch ein Wechselspiel zwischen diesen beiden Stimmungslagen kann geübt werden.

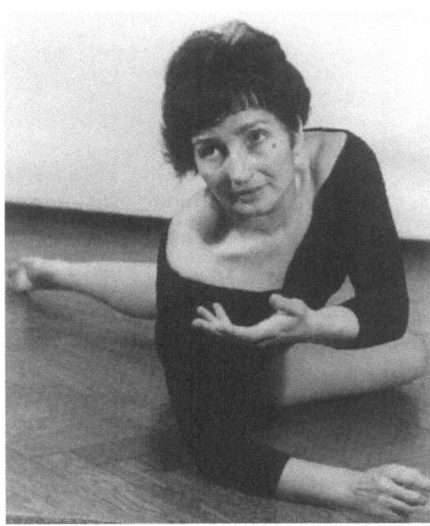

Abb. 2.2. Sich öffnen und mit der Hand etwas anbieten

Weite und Höhe empfinden in etwas aufgerichteter Seitlage
(Abb. 2.3 und 2.4)

Das Absinkenlassen des erhobenen Armes über den Kopf kann als Konzentrationsübung für Lage- und Atemempfinden oder im Wechsel mit der in Abb. 2.4 gezeigten Übung ausgeführt werden.

Die Handinnenfläche zeigt hier nach oben. Will sie den Himmel abstützen? (So sagt man in der chinesischen Bewegungslehre T'ai Chi Ch'uan.) Will sie den äußeren Raum wahrnehmen oder abschirmen?

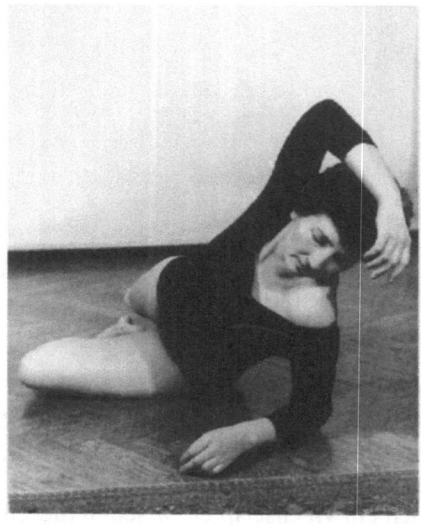

Abb. 2.3. Sich vom Ellenbogen her dehnen und den Unterarm über dem Kopf absinken lassen

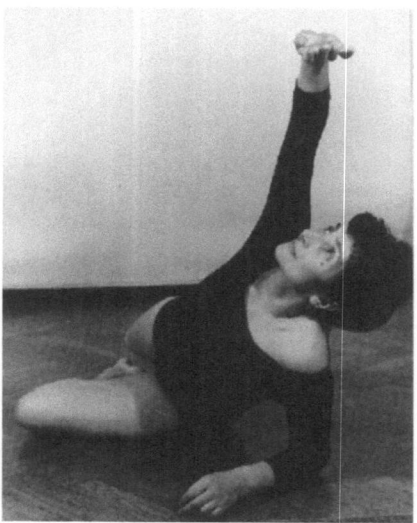

Abb. 2.4. Eine Hand spürend in die Höhe strecken

Die Hand, die etwas Wertvolles anbietet (Abb. 2.5)
Die Hand wird als Schale empfunden, in der ein kostbares Gut aufbewahrt und dargeboten wird.

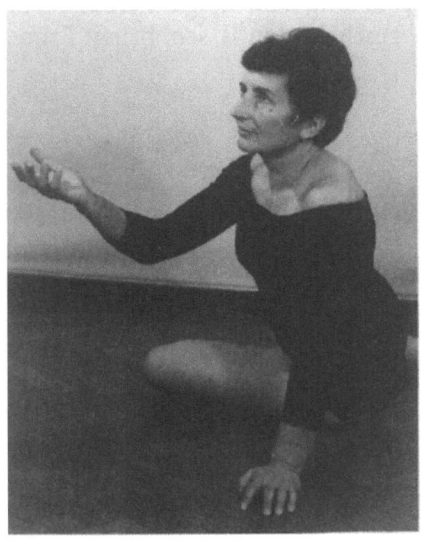

Abb. 2.5. Die Hand als Schale reichen

Demütiges Sich-Beugen, In-sich-Gehen (Abb. 2.6)
Mit der Geste der über der Brust gekreuzten Arme werden die eigenen „Herzensangelegenheiten" bewahrt.

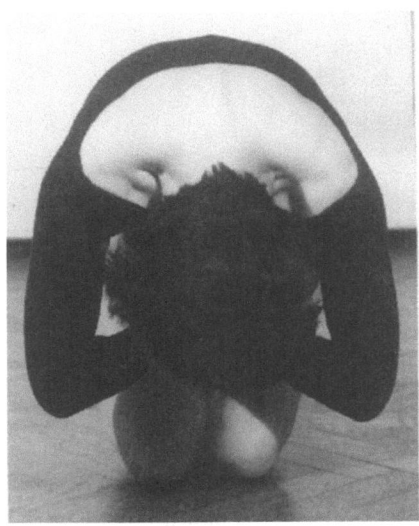

Abb. 2.6. Demütiges Sich-Beugen, Einkehr halten

Wechsel zwischen Sich-Sammeln, dem Boden zugewandt (Abb. 2.7), und Weitwerden mit Aufrichtung zum Licht hin (Abb. 2.8)

Ein Absinkenlassen von Kopf, Armen und oberem Rumpf aus dem Einbein-Kniestand bedeutet nicht nur Abkehr von der Außenwelt; es dient zugleich der inneren Sammlung und hilft, eine Verbindung zum Boden herzustellen. Dabei nichts zu wollen, sondern alles nur geschehen zu lassen, bringt Erholung.

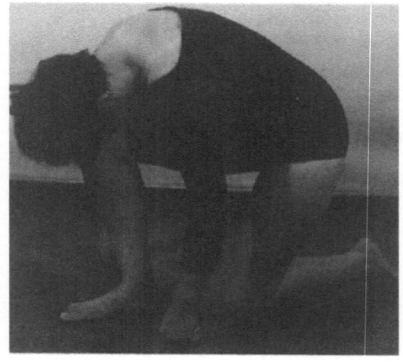

Abb. 2.7. Einkehr halten aus Knie-Fuß-Stand

Ein geöffnetes Absinkenlassen des Oberkörpers nach rückwärts mit weiter Armhaltung kann, im Wechsel mit der in Abb. 2.7 gezeigten Übung, als dem Licht zugewandte Gebärde geübt werden.

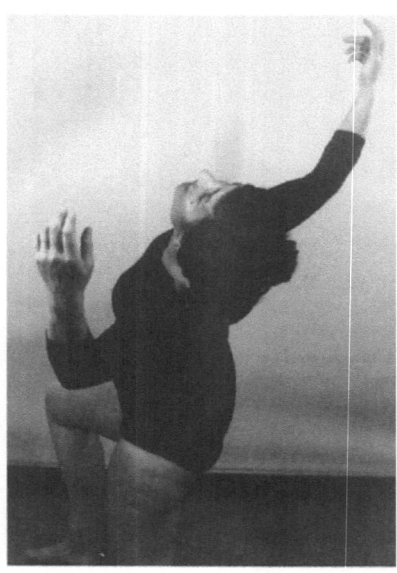

Abb. 2.8. Sich dem Licht öffnen

Sehnsucht nach der Ferne (Abb. 2.9)

Im Endzustand einer Bewegung erfolgt naturgemäß eine Umkehr in ihre gegenteilige Bedeutung. Aus dem sehnenden Sich-in-die-Weite-Verströmen wird an der Ausdehnungsgrenze ein Aufnehmen aus der Ferne. So kann die Gebärde zurückkehren zu den in Abb. 2.7 oder 2.8 gezeigten Bewegungen.

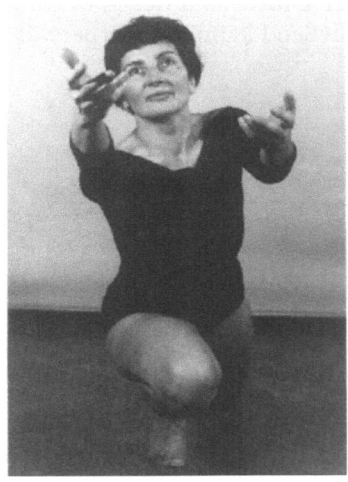

Abb. 2.9. Sehnsucht

Spielen und Sich-Erproben der Hände (Abb. 2.10)

Das Spielen mit den Händen kann in vielfältiger Weise gestaltet werden. Sie können z. B. gelöst schweben, als würden sie vom Wind getragen. Der Blick folgt dabei den Händen.

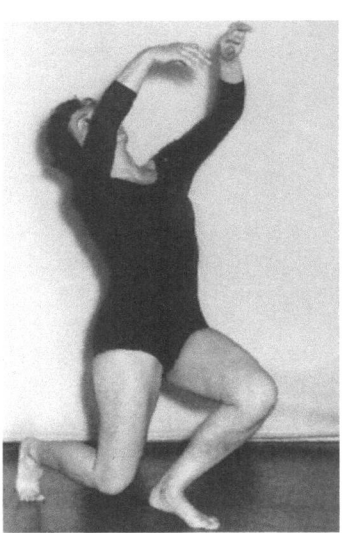

Abb. 2.10. Spiel der Hände im Wind

Sich befreien in einem lautlosen Aufschrei (Abb. 2.11 und 2.12)

Gebärden des Aufschreiens können Verkrampfungen lösen und befreiend wirken, auch wenn sie lautlos gestaltet werden. Der Mund wird weit aufgerissen, der Kopf in den Nacken geworfen. Gleichzeitig mit dem zunächst verhaltenen Atem stößt die rechte Hand mit weit gespreizten Fingern die Qual hinaus in den Raum. Es ist wichtig, daß die Bewegung stoßhaft mit der Ausatmung gemeinsam ausgeführt wird und daß der Endzustand der Bewegung einige Zeit spannungsvoll gehalten wird. Anschließend kann der Körper völlig gelöst in sich zusammensinken.

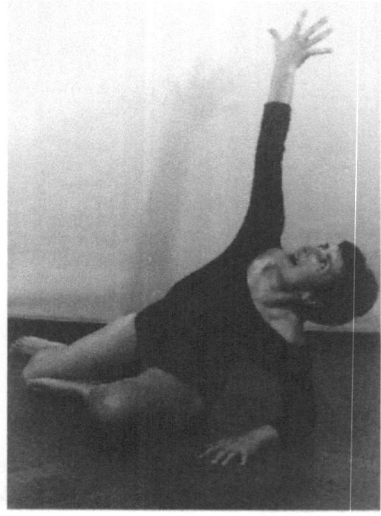

Abb. 2.11. Tonloses Aufschreien

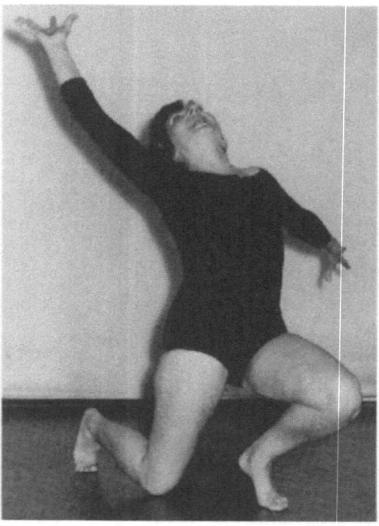

Abb. 2.12. Mit beiden Hände quasi hinausrufen, was das Herz bedrängt

Drohgebärde: die Konzentration richtet sich auf die fest geschlossenen Fäuste (Abb. 2.13)

Ein Übermaß an negativen Empfindungen und Erlebnissen sollte in spannungsgeladenen Ausdrucksbewegungen abreagiert werden. Es ist vorteilhafter, dies spielend mit Musikbegleitung zu üben, als sich etwa in der Realität mit anderen Menschen herumzuprügeln.

In Abb. 2.13 wird ein verzweifeltes Sich-gegen-das-Schicksal-Stemmen gezeigt. Die Hände sind drohend geballt, die Zähne fest aufeinandergebissen.

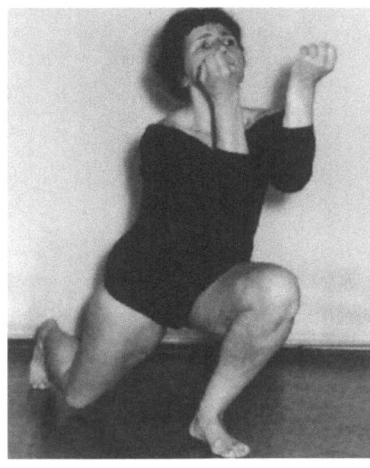

Abb. 2.13. Drohgebärde

Sich besinnen und Klarheit finden, einen Entschluß fassen (Abb. 2.14)

Die spannungsgeladene rechte Faust entspricht in dieser Stellung einem Festhalten der Gedanken. Die vorgeneigte Rumpfhaltung im Einbein-Kniestand bekundet die Verwurzelung mit der Erde und das Kraftschöpfen aus dem Boden. So kann man sich gut auf richtiges Handeln vorbereiten.

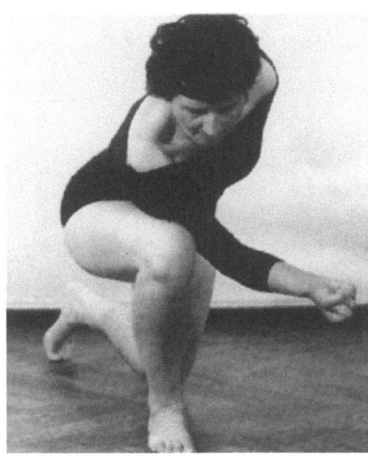

Abb. 2.14. Einen Entschluß fassen

Eine klare Raumordnung herstellen (Abb. 2.15)

Sich entscheiden zwischen vorn und hinten, oben und unten: Im festgefügten Einbein-Kniestand gelingt eine sichere Aufrichtung des Rumpfes und des Kopfes. Die bis zu den Fingerspitzen gespannten Arme gliedern vorgestellte Räume für die Dauer der Ausatmung. Zur Einatmung werden beide Arme über den Kopf erhoben, zur Ausatmung wird der Raum bis zur Schulterhöhe geteilt. Der Raum wird nicht „zerschnitten", sondern ihm wird nach eigenem Ermessen eine Aufteilung gegeben. (Vergleiche auch mit Abb. 3.19 und 3.20)

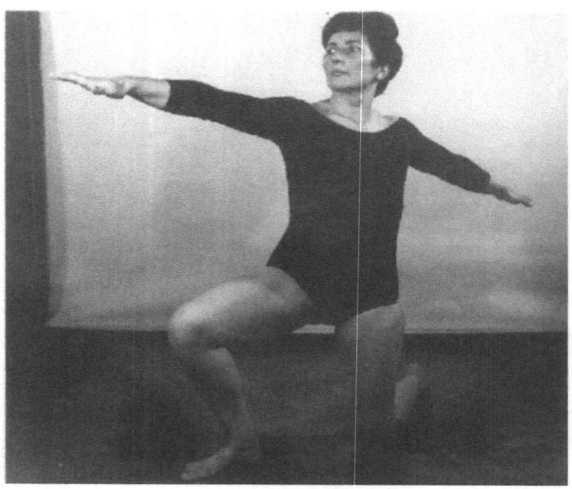

Abb. 2.15. Den Raum trennen, zerteilen

2.2.3 Grundübungen im Stehen und in der Fortbewegung

Kraftvolles Heranholen und Heranziehen (Abb. 2.16a, b und 2.17)

Die Vor- und Rückverlagerungen über der Unterstützungsfläche werden ausgeprägter, wenn die Hände an vorgestellten Seilen etwas heranziehen wollen.

Es gibt verschiedene Arten, etwas heranzuholen oder heranzuziehen: in seitlicher, diagonaler oder frontaler Ebene. Eine rhythmische Bewegung bleibt jedoch niemals in dieser Phase stehen. Es muß sich daran die Gegenbewegung nach der anderen Seite anschließen, wie in Abb. 2.16a, b zu erkennen ist.

Das Heranziehen kann auch mit einem Zurückweichen verbunden werden; ihm wird dann an der Raumgrenze Einhalt geboten und es erfolgt anschließend eine Vorverlagerung und ein Zurückbringen oder eine wegschiebende Gebärde.

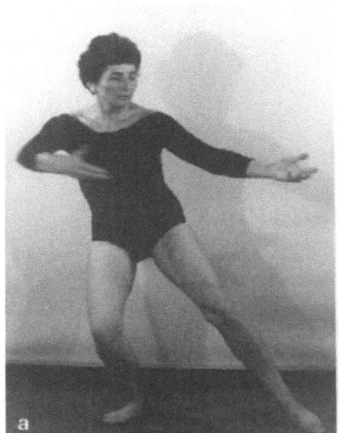 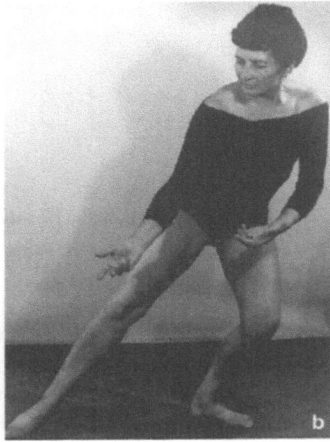

Abb. 2.16. **a** Etwas seitlich heranholen. **b** Etwas diagonal zurückziehen

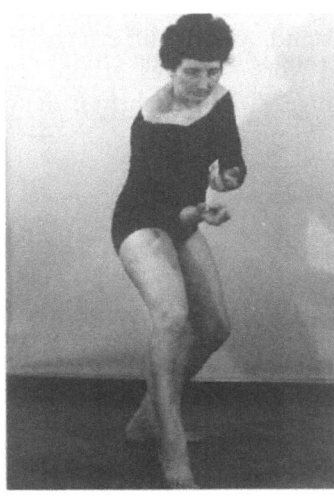

Abb. 2.17. Etwas von vorn heranziehen

54 Praxis: Grundübungen der Ausdrucksgymnastik

Mit den Fingern anlocken (Abb. 2.18)
Das Spiel der Finger wirbt um Gunst. Die Körperstellung lädt ein heranzukommen.

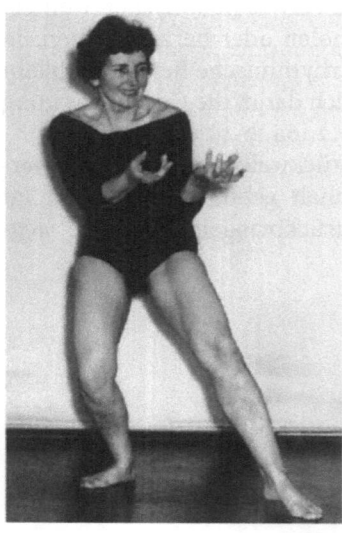

Abb. 2.18. Heranlockende Hände

Beziehung Innenhand zu Innenhand und Hand zu Fuß (Abb. 2.19 und 2.20)
Die spielerische Annäherung zwischen Innenhand und Innenhand und zwischen Hand und Fuß wird über die Vorstellung entwickelt, es seien feine Gummifäden von den Fingern der einen Hand zur anderen und auch zu den Zehen ausgespannt. Man gibt der Anziehung nach oder erhöht die Spannung durch Ausdehnung.

In Abb. 2.20 ziehen linke Hand und rechter Fuß sich an, auf der Höhe der Einatmung erhebt sich der linke Fuß zum Zehenstand. Ausatmend erfolgt ein langsames Zurückgehen zum Sohlenstand und Vorsetzen des erhobenen rechten Fußes zur Schrittstellung. Es folgen einige Zwischenschritte; dann wird mit dem linken Fuß geübt.

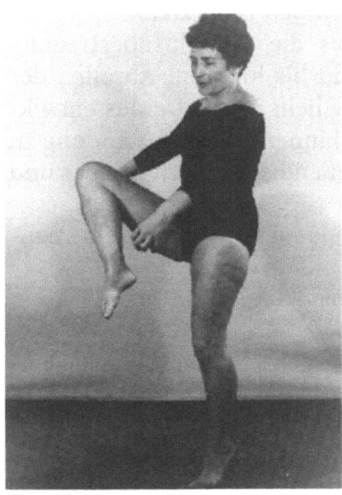 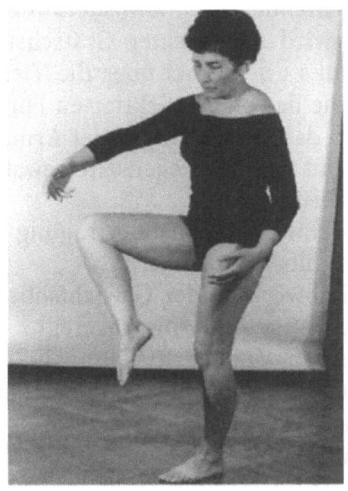

Abb. 2.19. Beziehung Hand zu Hand und linke Hand zu rechtem Fuß

Abb. 2.20. Sich-Erheben in den hohen Zehenstand auf dem Standbein, während Hand und Fuß sich begegnen

Ein Spannungsgefühl zwischen den Handrücken entwickeln (Abb. 2.21)

Bei über den Kopf erhobenen Armen läßt sich gut ein Spannungsgefühl zwischen rechtem und linkem Handrücken entwickeln. Sie dürfen sich jedoch nicht berühren, sondern nur im Auf- und Abgleiten aneinander ein Spiel entfalten, durch das der Körper immer mehr an Höhe gewinnt. Die Übung kann auch vom Becken aus durch seitliches Verschieben der Hüften eingeleitet werden. So wird z. B. die Seitbewegung des Beckens nach rechts vom Herabgleiten der rechten Hand am rechten Oberschenkel unterstützt (s. auch Abb. 3.40 a, b, „Klein-Paris-Übung").

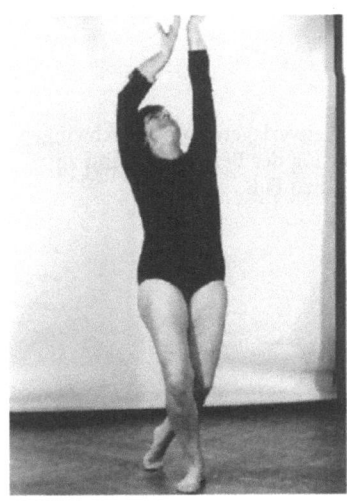

Abb. 2.21. Beziehung Handrücken zu Handrücken

Durchgehendes Spannungsgefühl beim Seitschwingen (Abb. 2.22)

Zuerst wird aus leichter Grätschstellung heraus die Gewichtsübertragung nach links und rechts über die Tiefe schwingend bis hin zum Abrollen der Großzehe des plantarflektierten Fußes beim Spielbein geübt. Daraus entwickelt sich das Seitschwingen der Arme. Dabei wird innerlich die Verbindung zu Hand und Fuß der Gegenseite gewahrt. Anschließend schwingen Körper und Arme zurück.

Bei einer Gewichtsübertragung über die Höhe entwickelt sich ein Armschwung über die Höhe.

Bei abwechselnder Gewichtsübertragung über Höhe und Tiefe wird ein Kreisschwung der Arme angeregt.

Wird aus der Schrittstellung heraus das Körpergewicht über die Tiefe einmal auf das vornstehende, danach auf das rückwärtige Bein verlagert – und dies in Steigerung, bis jedes Mal das außenrotierte Spielbein bis zur großen Zehe hin durchgestreckt ist, bildet dieses den Auftakt für das Schwingen der Arme vor-hoch und rück-hoch.

Über dem Standbein baut sich die Körperstreckung bis hoch zum Scheitelgebiet auf.

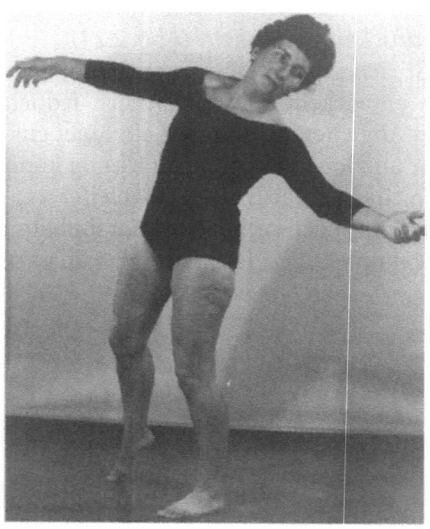

Abb. 2.22. Seitverlagern und Seitschwingen unter Wahrung der Beziehung Hand zu Hand, Hand zu Fuß

Beschützende Armhaltung (Abb. 2.23)

Die gerundet erhobenen Arme werden gleichsam beschützend über die Erde gehalten, oder sie lassen sich tragen wie auf einer Wasseroberfläche.

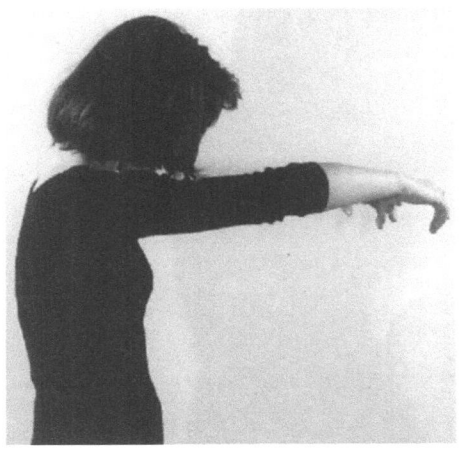

Abb. 2.23. Ausgewogene beschützende Armgeste aus Grundstellung

Die Hand als fallendes Blatt (Abb. 2.24)

Beim Seitverschwanken nach links mit geringer Seitneigung nach links läßt man den rechten Arm fast passiv – wie vom Aufwind gehoben – an Höhe gewinnen. Anschließend schwebt die Hand, wie ein Blatt vom Baum, zu Boden.

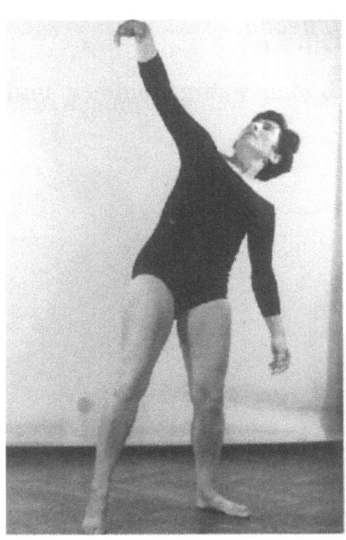

Abb. 2.24. Die Hand als fallendes Blatt

Verzichtenkönnen will geübt sein (Abb. 2.25, s. auch Abb. 3.46 a, b)

Rückwärtsgehen unter leichter Rechtsneigung und unter Konzentration auf den entspannten rechten Arm drückt ein Verzichtenkönnen ohne schmerzliche Gefühle aus. Zur Unterstützung wird von der Therapeutin die im Autogenen Training gebrauchte Formel: „Der rechte Arm wird schwer und warm!" ausgesprochen.

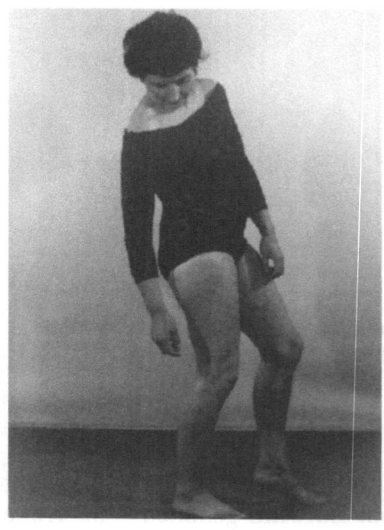

Abb. 2.25. Verzichten

Neues entdecken und es sorgsam vom Boden aufheben (Abb. 2.26, s. auch Abb. 3.26)

Im Vorwärtsgehen wird etwas Wertvolles am Boden wahrgenommen und behutsam aufgehoben.

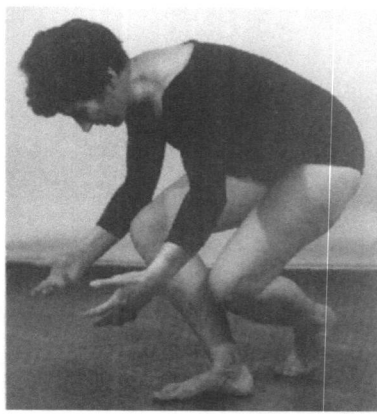

Abb. 2.26. Finden und vom Boden aufheben

Vorwärtsschreiten und eine Schale tragen (Abb. 2.27, s. auch Abb. 3.23 a)

Man kann etwas Wertvolles auch in der Schale der Hände tragen. Zuweilen stellt sich dabei ein Gefühl ein, als brächen aus der Schale Flammen empor, und man würde – das Feuer schützend – weiterschreiten.

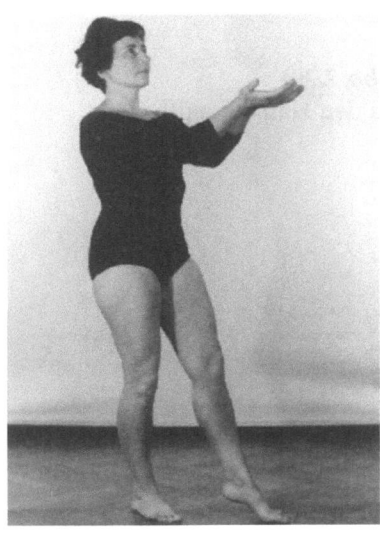

Abb. 2.27. In der Schale der Hände etwas Wertvolles hüten und es vor sich hertragen

Ein Kind in den Armen wiegen (Abb. 2.28, s. auch Abb. 4.17a)

Wir gehen vorwärts – besonders behutsam – und stellen uns vor, daß wir ein Kind in den Armen wiegen. Dieses Vorwärtsgehen läßt sich auch gut mit seitlichen Verschwankungsschritten (rechts – links – rechts, links – rechts – links) gestalten.

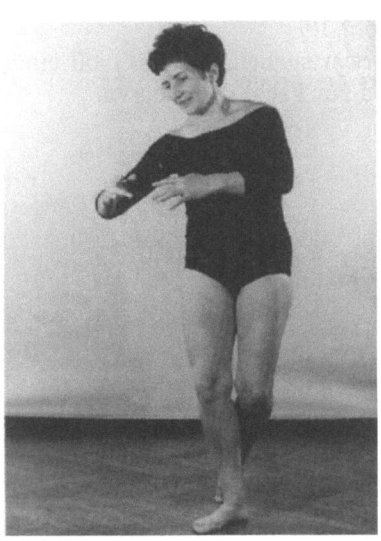

Abb. 2.28. Ein Kind in den Armen wiegen

Nach Glaser (11) gehört die Geste des Umfassens zu den Grundformen der Bewegungsentwicklung und ist phylogenetisch determiniert. Er nennt sie Integralstellung, quasi als wolle man vor der Brust das Dasein umarmen. Dabei findet auch ein Ausgleich aller Meridiane statt, eine sog. integrale Tonusregulation.

Handgeste: einen Vogel auffliegen lassen (Abb. 2.29)
Man läßt seine Wünsche wie einen Vogel aus den Händen auffliegen.

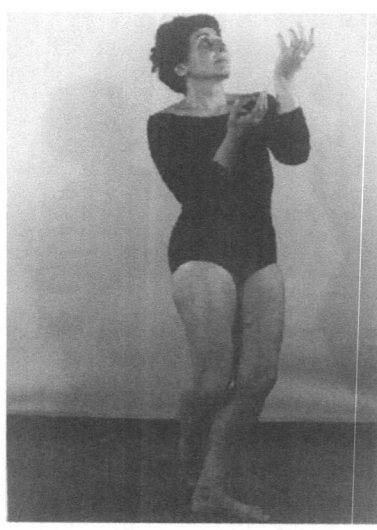

Abb. 2.29. Gute Wünsche wie Vögel aus den Händen auffliegen lassen

Eine schwere Last hinter sich herziehen (Abb. 2.30)
Mit in den Boden gestemmten Schritten vorwärtsgehen und kraftvoll einen Wagen hinter sich herziehen. Die Hände sind zur Faust geschlossen.

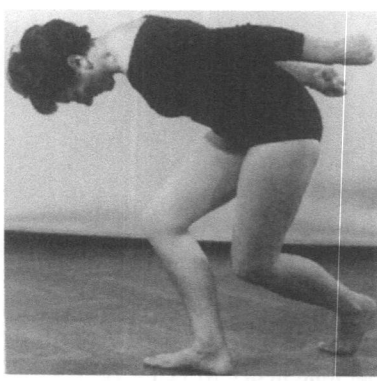

Abb. 2.30. Einen Wagen ziehen

Zielstrebiges Vorwärtsschreiten (Abb. 2.31, s. auch Abb. 3.22 a, b)

Die eine Hand gibt gestreckt und gespannt die Richtung an. Die andere Hand wird mit Peilung nach oben abwägend und vom Ellenbogen aus nach rückwärts strebend über dem Kopf getragen, als hätte sie dabei das Selbstbewußtsein zu bewahren.

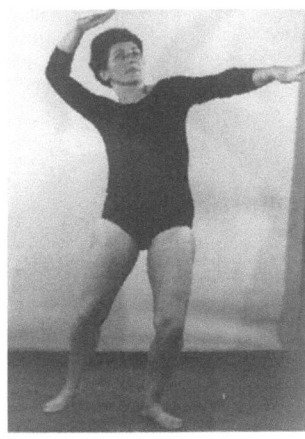

Abb. 2.31. Zielstrebiges Vorwärtsschreiten

Voranspüren, sich ziehen lassen (Abb. 2.32)

Der zurückgesunkene Kopf ruht mit voller Schwere auf der linken Hand, die ihn abstützt und trägt. Der rechte Arm wird erhoben, um den Zug von vorn wahrzunehmen und um das Gleichgewicht zu halten; denn sonst würde der Körper nach rückwärts zu Boden sinken.

Dies ist eine Entspannungsübung für den Kopf, den Geist und das Bewußtsein, die sich der linken Hand und gleichzeitig den unbewußten nervalen Gleichgewichtsregulationen des Körpers quasi anvertrauen. Im langsamen Vorwärtsgehen trägt einmal die linke, dann die rechte Hand den Kopf.

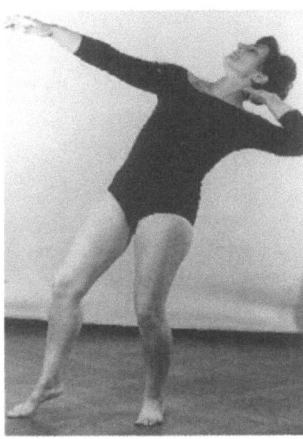

Abb. 2.32. Voranspüren, sich ziehen lassen

Die Waage (Abb. 2.33)

Jede der beiden Hände ist eine Waagschale. Die eine birgt Gedanken, die andere Gefühle. Es können auch persönliche Probleme in ihrer Bedeutung gegeneinander abgewogen werden. Im Vorwärtsschreiten heben und senken sich die Waagschalen abwechselnd. Allmählich pendelt sich das Gleichgewicht ein. Es kann auch ab und zu eine Art „schöpfende" Handgeste eingefügt werden.

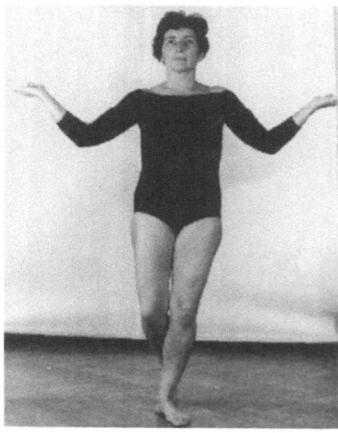

Abb. 2.33. Die Mitte finden; jede Hand trägt eine Waagschale

Entspanntes, nach vorn gesunkenes Vorwärtsgehen mit der Vorstellung, alles wie Wasser von sich abgleiten zu lassen (Abb. 2.34, s. auch Abb. 3.44)

Wir gehen vorwärts, Kopf und Arme sind nach vorn abgesunken. Die Vorstellung, daß schmerzliche Erlebnisse wie Wasser von unseren Schultern, vom Kopf und von den Händen abfließen können, hilft, mit diesen Erinnerungen ohne Haß und Groll fertigzuwerden. Hier kann auch das Bild einer „Elefantenhaut" gebraucht werden.

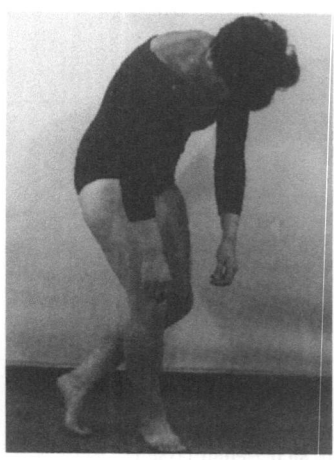

Abb. 2.34. Wasser von sich abfließen lassen

Im Vorwärtsgehen mit den Fingern spürend wie durch Wasser streichen (Abb. 2.35)

Wir gehen vorwärts und lassen Wind und Wasser durch die Finger gleiten; sie nehmen auf und suchen und sind für die feinsten Strömungen empfindsam. Da beide Hände in gleicher Weise „auf Empfang" geschaltet sind, muß die Mitte der Person – Gefühl und Verstand – die gespürten Wahrnehmungen auswerten.

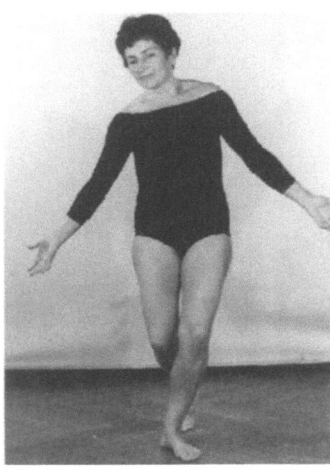

Abb. 2.35. Vorwärtsgehen und mit den Händen spürend wie durch Wasser streichen

„Die Stimme des Herzens vernehmen" (Abb. 2.36)

Bei dieser Übung stellen wir uns vor, daß wir auf die „Stimme des Herzens lauschen", „in uns hineinhorchen". Die Übung sollte sich an die in Abb. 2.35 gezeigte Ausdrucksbewegung anschließen.

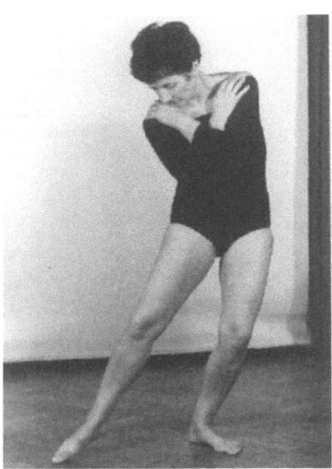

Abb. 2.36. In sich hinein lauschen, dabei auf das Herz hören

64 Praxis: Grundübungen der Ausdrucksgymnastik

Die Stimme der Vernunft hören (Abb. 2.37, s. auch Abb. 3.27)
Das Umschließen des gebeugten Kopfes mit dem linken Arm bedeutet ein Aufnehmenwollen von Gedanken, die einer vernünftigen Zukunftsorientierung und der Wahrheitsfindung dienen. Im Einklang mit dem Herzen soll der Verstand schöpferische Impulse empfangen. Zunächst ist alles noch achsengerecht nach vorn ausgerichtet und in sich gekehrt.

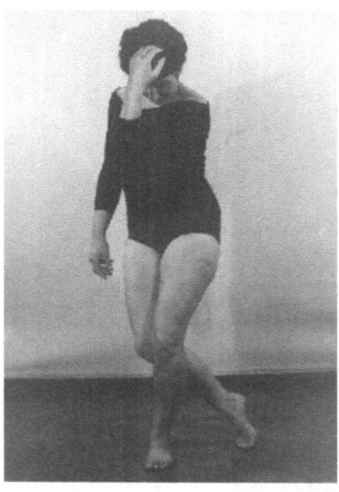

Abb. 2.37. Lauschendes Umschließen des gebeugten Kopfes

Eine neue Betrachtungsweise gewinnen (Abb. 2.38)
Eine leichte Seitdrehung des Kopfes vermittelt eine neue Sichtmöglichkeit. Dieses Bewußtwerden spiegelt sich in der geschlossenen rechten Hand wider. Die rechte Hand ist nicht drohend geballt, sondern mit einem Gefühl für das richtige Maß und für den Mittelpunkt geschlossen. (Der Gedanke muß richtig sein, sonst könnten Mund und Augen nicht lächeln, s. Abb. 2.38.)

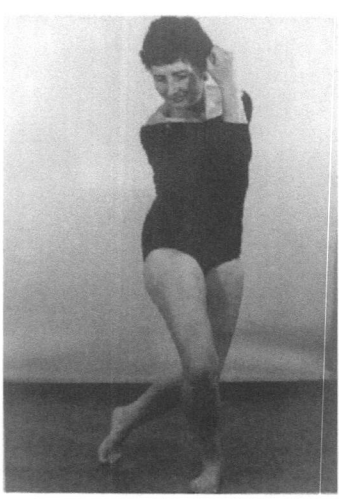

Abb. 2.38. Durch Kopfdrehung eröffnet sich eine neue Sicht

Sich zurückziehen (Abb. 2.39)

Sich zurückziehen und dabei die eigenen Gefühle schützen. Auch der Kopf, das Bewußtsein, wird in den Händen verborgen. Eine Schutzhaltung? Tief in den Rücken einatmen gehört zu diesem Gefühlsinhalt. Mit der darauffolgenden Ausatmung wird sich nicht nur das seelische Gleichgewicht wiederherstellen, es werden sich auch die Arme ausbreiten und Kopf und Brustkorb wieder heben. Bei umgekehrter Atemregulation ergibt sich mehr ein angstvolles Zurückweichen.

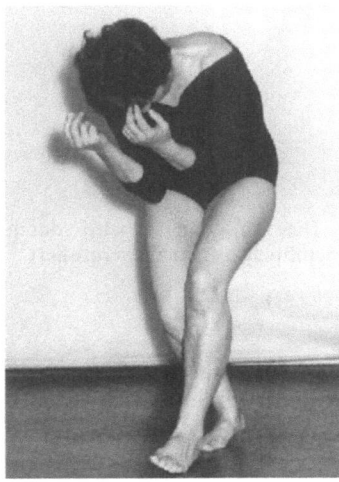

Abb. 2.39. Sich zurückziehen

Abwehrende Handgesten (Abb. 2.40 und 2.41, s. auch Abb. 3.35 und 3.36 a, b)

Im Gegensatz zur aufnehmenden (Abb. 2.26) und heranziehenden (Abb. 2.16 und 2.17) Gebärde steht die abwehrende Geste. Die Handinnenfläche ist bei dorsalflektierter Hand bewußt innerviert, als gälte es, andrängende Kräfte und störende Gegenstände zurückzuweisen (Abb. 2.40). Verstärkt wird die Abwehr der Hände durch kräftiges Andrücken oder Abstemmen der Füße gegen den Boden.

Wird die abwehrende Geste aber nicht hart und gespannt, sondern weich und einfühlsam ausgeführt, hat sie etwas Beschützendes und Bewahren-Wollendes an sich. Mit Beschützen ist aber kein Zurückweichen, sondern ein Vorneigen des Oberkörpers verbunden. Beide Gesten können im Wechsel ausgeführt werden, um die Unterschiede deutlich werden zu lassen.

Durch seitliches Hin- und Herbewegen der Hand wird zwar der Bereich der Abwehr vergrößert, es zeigt sich aber eine Unsicherheit der Zielrichtung der Abwehr (s. Abb. 2.41). Zu vergleichen wäre dies mit den Worten „nein-nein", deren Aussage weniger eindeutig ist als ein exaktes „Nein".

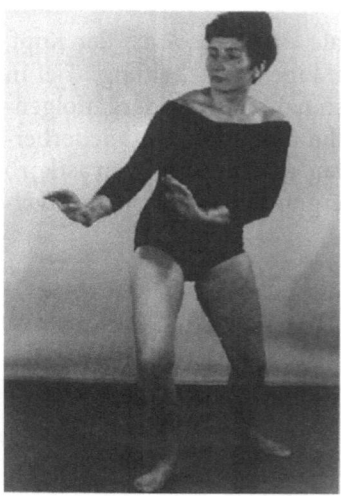 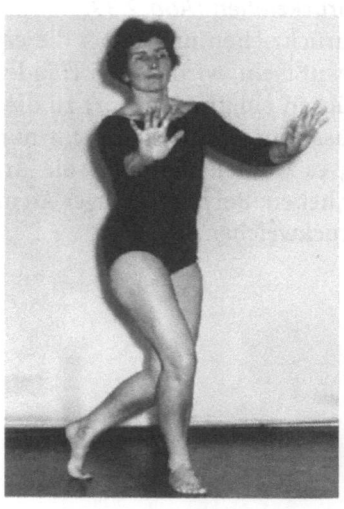

Abb. 2.40. Mittlere Phase zwischen abwehrender und beschützenwollender Handgeste

Abb. 2.41. Die Abwehrgeste wird durch seitliche Schüttelbewegungen vergrößert

„Klärendes Gespräch" der Finger, zur Selbstfindung (Abb. 2.42)

Das Sich-selbst-Finden ist nicht leicht. Dicht vor dem Herzen versuchen die Finger, im Spiel miteinander Gedanken und Gefühle in Einklang zu bringen.

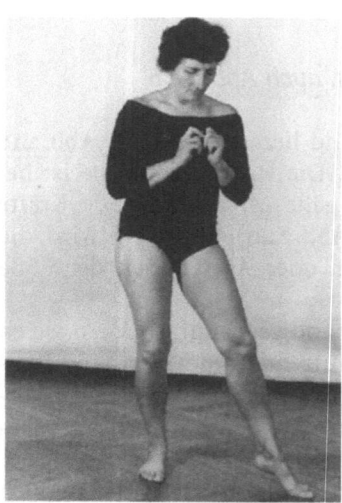

Abb. 2.42. Auf dem Weg zur Selbstfindung

Ausgewogene Geste der Selbstfindung (Abb. 2.43, s. auch Abb. 3.47)
Ein ausgewogenes Mittelpunktgefühl im Gleichgewicht der Kräfte: Die locker geschlossenen Hände ruhen aneinandergelegt in Höhe des Herzens.

Dies ist eigentlich eine Meditationshaltung die – z.B. mit einem ruhigen Vorwärtsschreiten verbunden – die innere Konzentration und die Selbstfindung fördert.

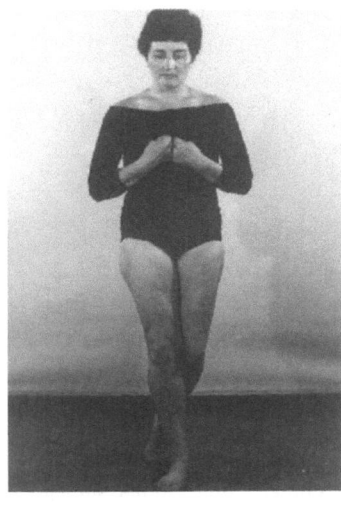

Abb. 2.43. Ausgewogene Geste der Selbstfindung

„Sprechen" und „Zuhören" zwischen rechter und linker Hand (Abb. 2.44)
Die Sprache der Hände ist geradezu unendlich in ihrer Formenvielfalt. Gesten wie sie in Abb. 2.44 gezeigt werden, könnte man als eine „Unterhaltung" zwischen der rechten und linken Hand deuten: Die linke Hand wirbt um etwas oder fragt, die rechte hört zu.

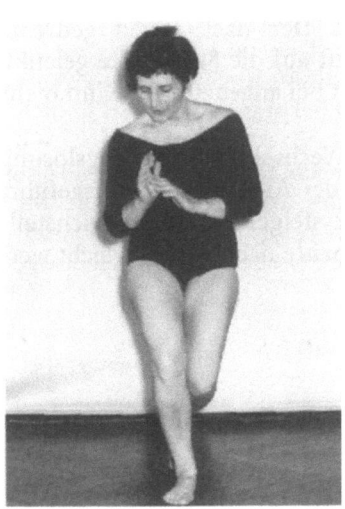

Abb. 2.44. Gespräch der Hände miteinander

Handgeste: Öffnen der Blumenblätter (Abb. 2.45)

Die aneinandergelegten Hände fühlen jeden Finger einzeln, wie er sich emporstreckt, als wollten Strahlen aus den Fingerspitzen aufsteigen.

Mit weniger Spannung ausgeführt, könnte man so das Sich-Öffnen eines vielblättrigen Blumenkelchs ausdrücken.

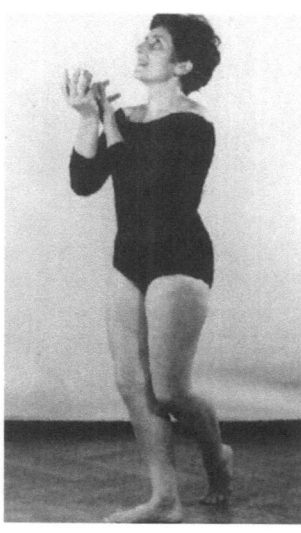

Abb. 2.45. „Öffnen der Blumenblätter", in der Sprache der Hände

Sich durchsetzen können – auch im täglichen Leben (Abb. 2.46 und 2.47)

Sich durchsetzen mit Führung einer Seite (Abb. 2.46). Im Stand müssen sich die Füße, besonders die Zehen, fest in den Boden graben, wenn der Körper die Kraft haben soll, etwas durchzusetzen. Die Spannungslenkung wird von der gesamten rechten Seite übernommen. Das rechte Knie und der rechte Oberschenkel werden nach außen gestemmt. Der nach innen gedrehte gestreckte Arm mit geballter Faust hat alle Kraft auf die Streckseite gelenkt, der Ellenbogen drückt nach außen. Der Kopf hat bei angebeugtem Kinn mehr Kraft im Nackenanteil.

Diese Bewegungseinheit kann zunächst im Wechsel mit Spannungslösung – Zurücksetzen des rechten Fußes und Öffnen der Armhaltung – ausgeführt werden. Später kann aber auch eine Ausdruckssteigerung durch Nachstellschritte in ansteigendem Tempo, d.h. Stampfschritte nach vorn, erreicht werden.

Grundübungen der Ausdrucksgymnastik – Demonstration und Erläuterungen 69

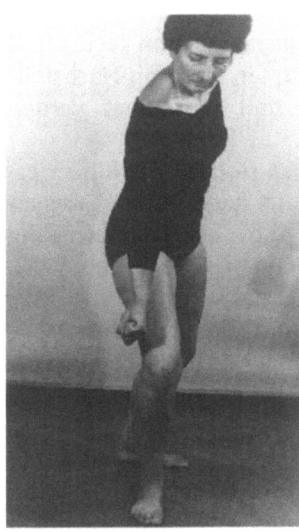
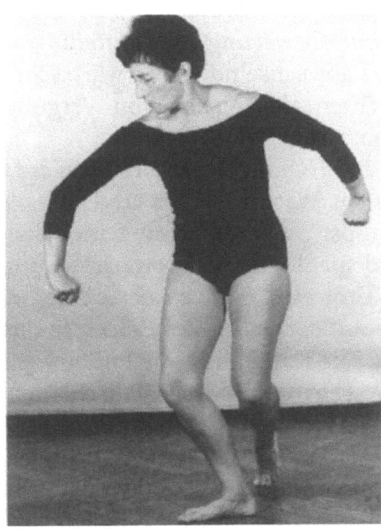

Abb. 2.46. Sich durchsetzen, mit Führung einer Seite

Abb. 2.47. Sich durchsetzen, mit bogenförmiger Schulter-Arm-Spannung

Pfeil und Bogen sein (Abb. 2.47). Auch das gehört zum Sich-durchsetzen-Können: Nacken und Arme sind rund wie ein Bogen gespannt, dessen Kraft nach außen drängt. Gegenspieler dieser Kraft sind die Beckenmitte und die Bauchmuskeln. Sie werden durch den festen Bodenbezug des vorn aufgesetzten Fußes und das nach außen drängende Knie in ihrem Einsatz gefördert.

Beine, Rumpf und Kopf sind quasi wie ein Pfeil ausgerichtet, dessen Spitze der Kopf ist. Nacken und Hinterkopf müssen nach aufwärts drängen und die Steuerung der Kraftauswirkung übernehmen.

Die Übung muß *atemrhythmisch* ausgeführt werden. Die Einatmung wird durch Andrücken von Ferse und Zehen an den Boden eingeleitet und gesteuert. Auf der Höhe der Einatmung gilt es, einige Zeit im Gleichmaß der Längs- und Querspannungen zu verweilen. Die Ausatmung wird durch Lösen der Spannungen von den Händen und Füßen aus langsam gesteuert, oder sie kann auch durch plötzliches Lösen nach dem Übermaß an Spannung über ein Ausstoßen des Atems erfolgen.

Es werden einige Nachstellschritte angeschlossen, als Ausgleich nach den Atemregulationen. Dann wird mit der anderen Seite geübt.

Vergnügtsein, Grotesken (Abb. 2.48–2.53)

"Schnipsbewegung" des Mittelfingers gegen den Daumen. Sie kann rechts und links abwechselnd im Vorwärtsschreiten, Vorwärtshüpfen oder mit Nachstellschritten als Zeichen von Vergnügtsein oder Übermut ausgeführt werden (Abb. 2.48).

Die Hände stützen sich vorn auf einem vorgestellten Halt ab. Die Füße werden im Wechsel rechts und links von den Zehen aus nach hinten „weggeschnipst", als müßten sie feinen Sand wegscharren (Abb. 2.49). Die Bewegung wird spaßbetont in Vorwärtsrichtung ausgeführt. (Vergleiche auch Abb. 3.43)

Groteskes Abrollen des extrem dorsalflektierten Fußes von der Ferse über den Außenrand zu den Zehen. In der Anfangsphase sind auch die Zehen erhoben. Die Hand ahmt die Fußbewegung gleichsinnig nach (Abb. 2.50). Im Vorwärtsgehen, mit Nachstellschritten oder -hüpfern ausgeführt, stimmt die Übung fröhlich.

Als *Steigerung* kann das kurze Abstoßen der Ferse des dorsalflektierten Fußes vom Boden geübt werden. Die Ferse ist ja der robusteste Teil des Fußes. Sie kann Ärgernisse, mit denen wir emotional nicht fertig werden, wie Staub oder kleine Steine von uns schleudern. Die Hand ahmt mit der Handwurzel die gleiche Bewegung nach. Es ist vorteilhaft, dabei mit Nachstellschritten vorwärtszugehen (Abb. 2.51).

Fuß und Hände sind zur Abwehr erhoben. Die Bewegung wird nach kurzem Abstoßen mit der Ferse ausgeführt. Es wird aber nicht mit bitterem Ernst, sondern mit Humor und Übertreibung vorangehüpft (Abb. 2.52).

Abwehr als Groteske. Dabei wird das Kreuz, gerundet und festgespannt, nach hinten gedrückt. Schritt, Schritt, dann nach rechts und links aus Schlußstellung das gerundete Kreuz nach hinten wegdrücken. Die erhobenen Arme unterstützen die Bewegung von den Ellenbogen aus (Abb. 2.53).

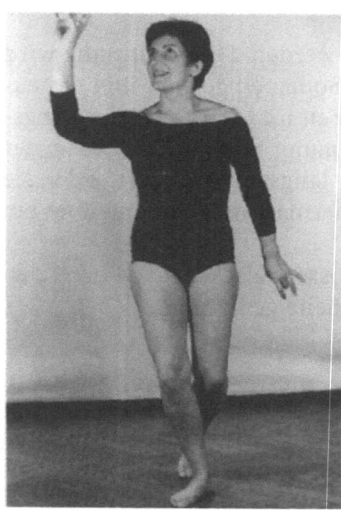 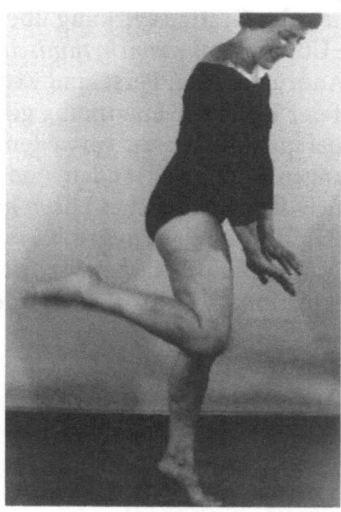

Abb. 2.48. Die Finger schnipsen vor Freude   **Abb. 2.49.** Die Zehen schnipsen Sand weg

Grundübungen der Ausdrucksgymnastik – Demonstration und Erläuterungen 71

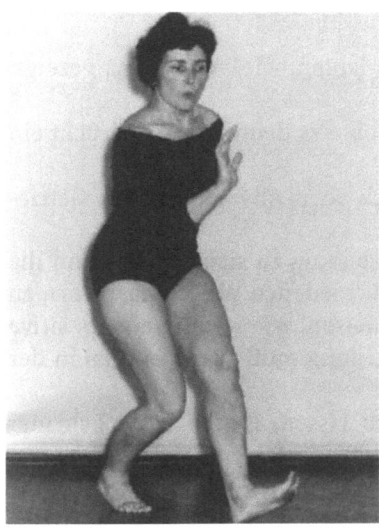

Abb. 2.50. Fröhlich vorangehen mit übertriebenem Fußabrollen und dazu passender Handgeste

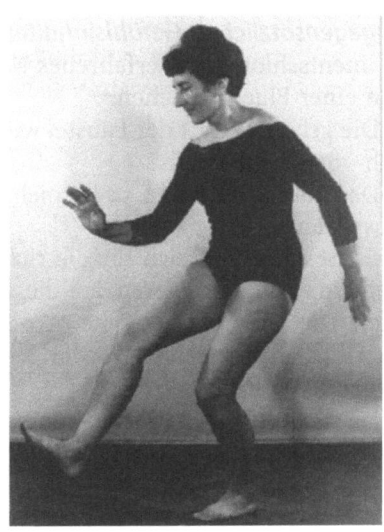

Abb. 2.51. Abstoßen mit Ferse und Handwurzel

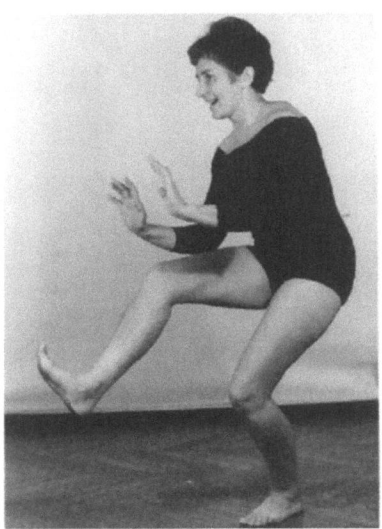

Abb. 2.52. Voranhüpfen mit grotesker Abwehrgebärde

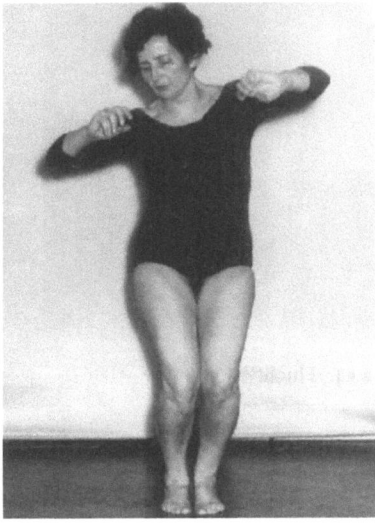

Abb. 2.53. „Ihr könnt mir den Buckel hinunterrutschen!"

Fliehen und vorandrängendes Laufen als Bewegungen mit gegensätzlichen Gefühlsinhalten

Ein unentschlossenes zerfahrenes Nach-vorn-laufen, wie in Abb. 2.54 gezeigt, kann einer Flucht gleichen.

Die geballte Kraft der Fäuste, wie sie in Abb. 2.55 deutlich wird, drückt ein Nach-vorn-Streben aus.

Das Laufen in Abb. 2.54 ist mehr ein Nach-vorn-Ausweichen, ein Getriebenwerden.

Es ist aufschlußreich für die richtige Einstellung zu sich selbst, wenn die Übenden einmal probieren, auf diese drei verschiedenen Weisen nach vorn zu laufen. Die Therapeutin sollte sie darauf hinweisen, wie wichtig eine positive Einstellung zum eigenen Weg ist. Diese Einstellung muß zuerst einmal in der Bewegung erfahren werden.

Die Schüler etwas selbst herausfinden zu lassen, ist die beste Lehrmethode.

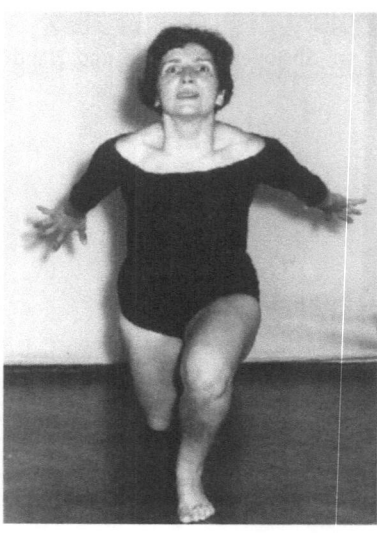

Abb. 2.54. Flucht

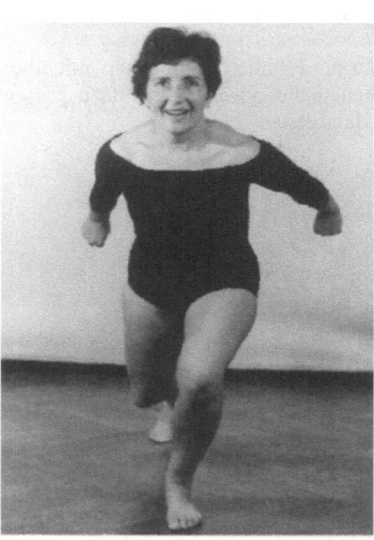

Abb. 2.55. Vorandrängen

Schrittsprünge: sich vorwärtsstürmend dem Laufen hingeben (Abb. 2.56)
Die Arme sind weit ausgebreitet; dies gibt der Brust Freiheit und Weite.

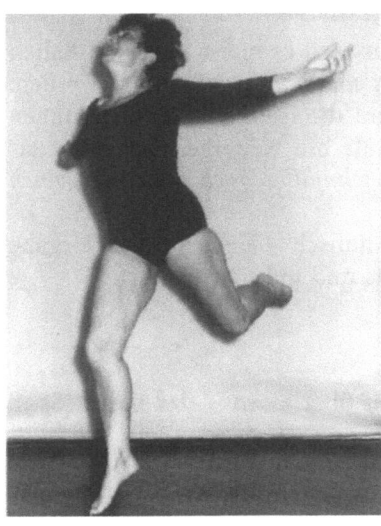

Abb. 2.56. Schrittsprünge, vorwärtsstürmender Lauf

Fliegen und Schweben (Abb. 2.57)
Wir laufen im hohen Zehenstand vorwärts und lassen uns, vom Atem getragen, abwechselnd weit nach links und nach rechts ausschwingen; die Bewegung erinnert an den Flug der Vögel (Abb. 2.57).

Die Bewegung des *Fliegens* kann noch in vielen anderen Varianten entwickelt werden. Jeder sollte sich darin selbst erproben.

Beim *Schweben* entfällt die Auf-Ab-Bewegung, oder sie kommt selten vor und wird langsam ausgeführt. Ein langes Verweilen in Einatmungsstellung ist hier charakteristisch, ebenso die Steilspannung des Körpers, eine weite Armführung, eine gute Fußtechnik und ein weiches Auffangen nach dem Schweben.

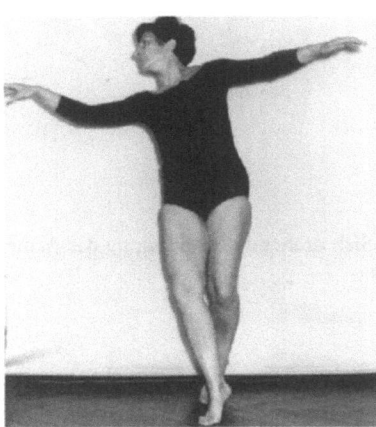

Abb. 2.57. Sich den Armen wie Flügeln anvertrauen

Das „Vibrato"

Damit wird eine feinschlägige Auf-Ab-Bewegung bezeichnet. Ein Vibrato kann mit Händen und Armen ausgeführt werden; besonders häufig wird aber das Fußvibrato benutzt.

Es kann *nach oben hin* betont sein. Dann wird es meist zwischen Ballen und Zehen ausgeführt. Es kann auch *nach unten hin* ausgeführt werden. Dabei vibrieren die Fersen gegen den Boden; die leichten Erschütterungen werden auf angenehme Weise zur Wirbelsäule hin weitergeleitet; oder das Vibrato wird in halbhohem Zehenstand *gleichmäßig nach oben und nach unten hin ausgeführt*.

Das Vibrato wird im Vorwärtsgehen rhythmisch – je nach Musikvorgabe oder Ausdrucksvariante – abwechselnd rechts und links ausgeführt.

Sich drehen (Abb. 2.58)

Sich im Drehen dem Schwung der Arme zu überlassen – das macht Spaß (Abb. 2.58).

Dies ist nur eine von vielen möglichen Drehweisen. Die Technik wird von den Füßen aus entwickelt: Ein Fuß wird maximal nach auswärts gedreht aufgesetzt, der andere läuft in Kreisrichtung weiter. Diese Schrittfolge wird erst ganz langsam und exakt gegangen, dann federnd. Erst jetzt kommen die verschiedenen Rumpf- und Armhaltungen dazu (s. auch das Gedicht „Ein Drehtanz", S. 139)

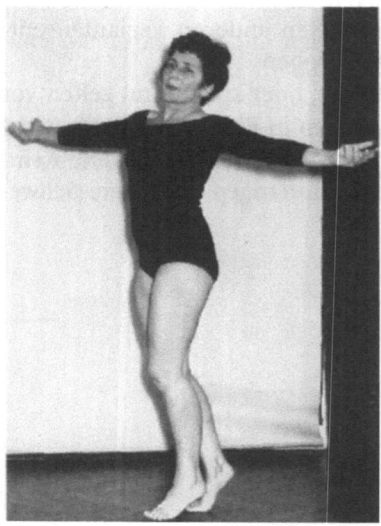

Abb. 2.58. Sich drehend dem Schwung der Arme überlassen

Folgende Regeln aus der Tanzlehre gelten beim Drehen:

- Die Augen werden offen gehalten, und im Vorüberkreisen fixiert man – mit voller Konzentration – immer wieder den gleichen Punkt.
- Die Umdrehungsgeschwindigkeit kann durch Ausstrecken oder Einziehen der Arme variiert werden.
  Die Umdrehungsachse muß unbedingt durch den Schwerpunkt des kreisenden Körpers gehen, und die umgebende kreisende Masse muß überall gleich groß und im Gleichgewicht sein.
- Nach einiger Zeit genießt man es, sich so zu drehen.
- Wenn es einem schließlich schwindelig wird, sollte man sich „zureden", daß Schwindelig-Sein schön ist; dadurch geht das unangenehme Gefühl vorüber.
- Wenn man aufhören will: einen Punkt fest fixieren und tief ein- und ausatmen!

Springen (Abb. 2.56, 2.59, 2.60)

Zuerst einmal soll jeder nach Lust und Laune *hüpfen und springen* – es müssen ja nicht gleich Kunstsprünge sein. Wichtig ist das weiche Aufkommen auf dem Boden. Der Übende sollte immer nur so hoch springen, daß er sich danach wieder weich auf dem Boden auffangen kann. Als Anregung werden in Abb. 2.56 Laufsprünge gezeigt. Die Abb. 2.59 zeigt einen Sprung nach vorn in Verbindung mit einer Armgeste des „Verschenkenwollens". (Leider wird im Bild die Flugphase nicht deutlich und auch nicht das weiche Aufkommen, das zum Springen gehört.)

Ein freudebetontes Ausschwingen nach rückwärts während eines weitausholenden Sprunges nach vorn zeigt Abb. 2.60. Hier muß der Atem das Gleichgewicht regulieren.

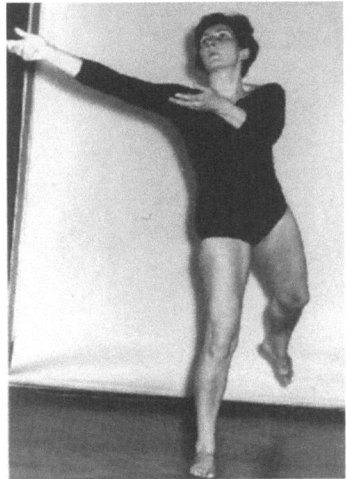
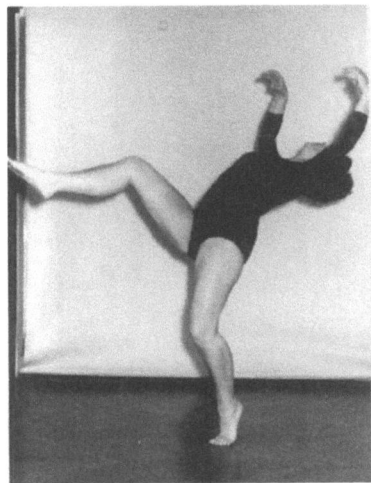

Abb. 2.59. Springen mit „verschenkender" Armgeste

Abb. 2.60. Rückschwingen und vorspringen

Die Sprungkraft wird durch die Kraft des *dynamischen Atems* gespeist. Mary Wigman (51) schreibt dazu:

> „Setzt der Tänzer zum Springen an, so jagt er den Strom seiner Atemkraft blitzschnell von unten nach oben, von den Füßen an aufwärts, durch den Körper, um ihn im gleichen Moment des Abstoßes vom Boden anzuhalten und so lange zu ballen, bis er den Höhepunkt seines Sprunges erreicht hat und fast schon überschritten hat... In diesen wenigen Sekunden seiner äußersten Anspannung und Atemballung aber hat er sich wirklich aller Erdenschwere enthoben, wird zum Geschöpf der Luft und scheint durch den Raum zu fliegen oder zu schweben.
>
> Erst mit dem Absinken der Sprungkurve strömt der Atem wieder in den sich gleichzeitig entspannenden Körper zurück und gibt den Tänzer nach seinem kurzen Höhenflug der Erde wieder."

Durchspannen aus hohem Zehenstand und sich aufstrecken (Abb. 2.61)

Der eine Bogen ist von den Füßen aus zum Kopf in die Höhe gespannt, der andere von der linken zur rechten Hand nach beiden Seiten – er strebt nach Weite. Der Schnittpunkt beider Bögen liegt im Brustkorb in Herzhöhe.

Auf der Höhe der Einatmung verweilen wir einige Zeit in dieser Spannung. Dann folgt ein weiches Zurücknehmen. – „Anlauf umd stehen! Lösen."

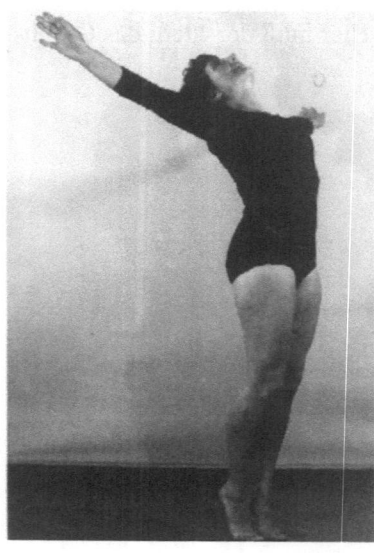

Abb. 2.61. Durchspannen und sich aufstrecken

3 Beispiel: eine Therapiestunde

Wir beginnen die Ausdrucksgymnastikstunde mit einem *Entspannungstraining* in Rückenlage (s. S.39). Zum gesprochenen Text selbst gibt es keine Musikbegleitung. Erst beim Zurücknehmen der Tiefentspannung, bei dem Satz: „Wir bewegen die Arme locker nach innen und außen – und die Beine..." setzt die Klavierbegleitung mit angepaßten musikalischen Improvisationen ein. Nach den Worten: „Und wir sind wieder ganz wach!" beginnt das Bewegungsprogramm.

Einleitend werden in Rückenlage Übungen zum *gymnastischen Durchbewegen* ausgeführt:

- Zehen heben, Fuß anbeugen, Knie und Hüfte anbeugen und von den Zehen aus den Fuß wieder in die Weite strecken; dies rechts und links 2mal im Wechsel; dann
- Füße mit angebeugten Knien aufsetzen, Zehen an den Boden drücken, Fersen nach rechts, Knie nach links führen. In dieser Weise einige Male die Knie nach links und rechts zum Boden führen und, als Steigerung, den Oberkörper ähnlich wie bei der Hockdrehlage zur Gegenseite hin schwingen lassen.
  Die Wirbelsäule soll bei dieser Drehung mit durchbewegt werden.
- Mit angestellten Beinen die Zehen an den Boden drücken, Fersen heben, Gesäß ebenfalls heben und durchspannen in der kleinen Brücke. Wirbel für Wirbel abrollend wieder zur Rückenlage kommen.

In *Seitlage*, mit etwas angebeugten Beinen, werden die speziellen *Bewegungsübungen der Ausdrucksgymnastik* ausgeführt:

- Kopf heben, um sich schauen, Armbewegungen (s. Abb.2.1–2.4).
- Ist der Oberkörper etwas weiter aufgerichtet – halbsitzende Ausgangsstellung –, wird erst der Aktionsradius mit einem Arm erkundet, und wir versuchen, uns in verschiedene Bewegungen einzufühlen (Abb.3.1–3.5).
- Dann wird der Aktionsradius des oben liegenden Beines mit Kreisbewegungen und verschiedenen Gesten erschlossen. Hand- und Fußbewegungen werden gleichsinnig und zusammengehörig erprobt wie in Abb.3.6 gezeigt.

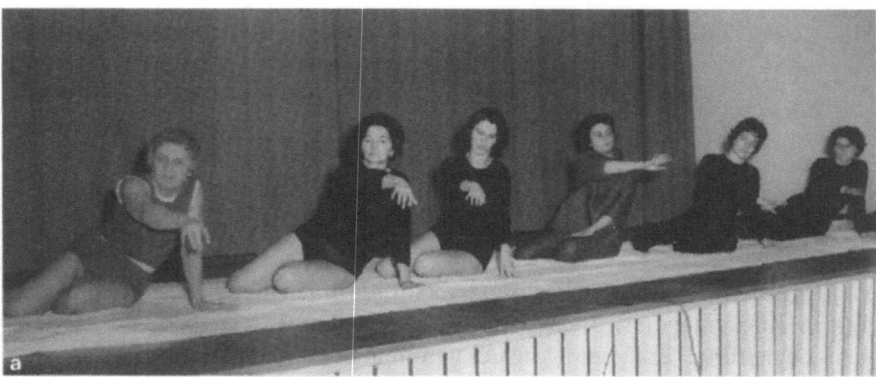

Abb. 3.1a, b. Mit wellenförmigen Bewegungen der freien Hand wird der Arm wie auf einer Wasseroberfläche liegend von vorn nach hinten *(a)* und von hinten nach vorn *(b)* geführt. Dabei erproben, wie weit man sich in der Horizontalen ausdehnen kann

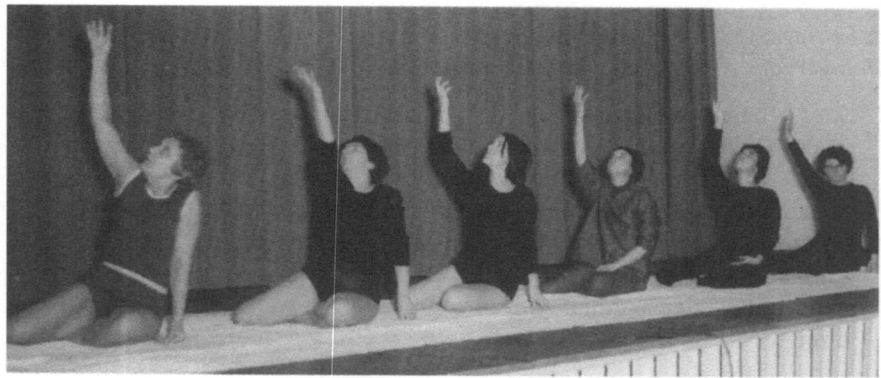

Abb. 3.2. Die Finger der Hand wie die Blätter einer Blume öffnen und sie „zur Sonne hin erblühen lassen". Die in Abb. 3.3 gezeigte Bewegung anschließen

Beispiel: eine Therapiestunde 79

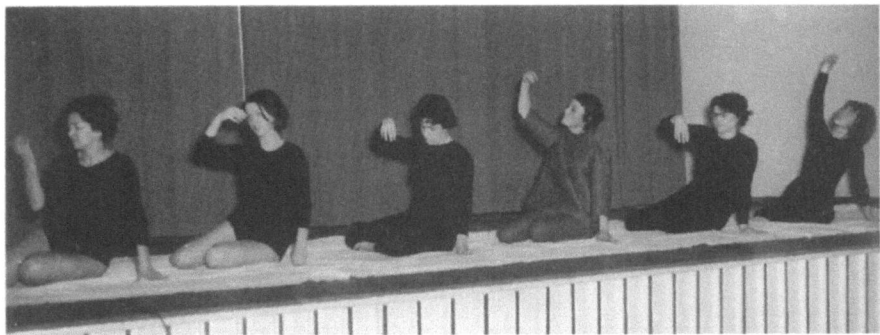

Abb. 3.3. Am Abend schließt sich der Blumenkelch, und die Hand sinkt zum Ausruhen auf den Boden zurück

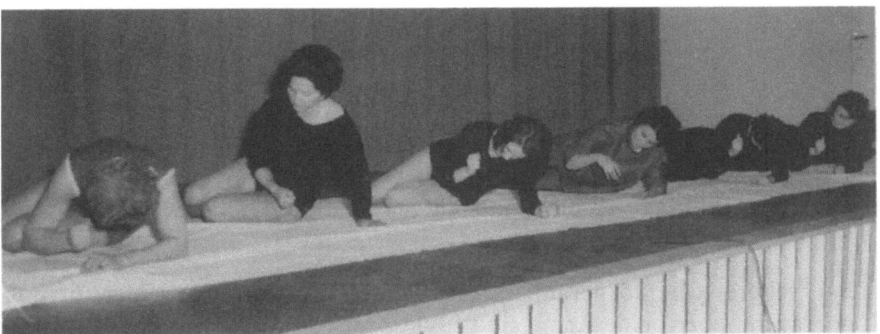

Abb. 3.4. Mit der lockeren Faust auf den Boden klopfen, um „die Erde zu rufen". Im Wechsel mit der in Abb. 3.5 gezeigten Bewegung ausführen

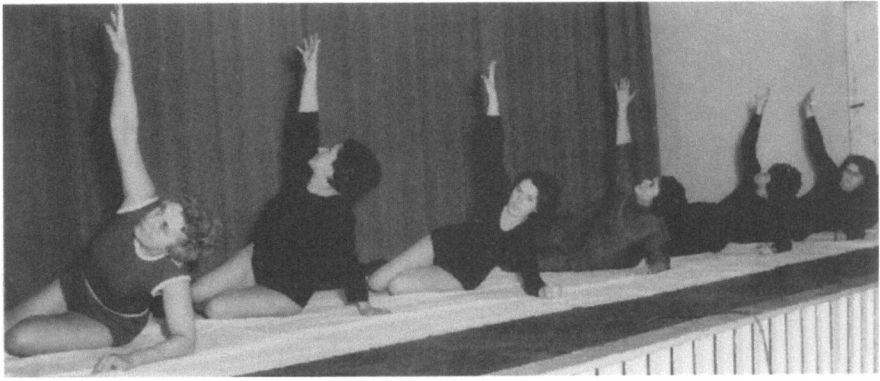

Abb. 3.5. Die Hand mit weiter Fingerhaltung hinauf zum Himmel strecken, um Verbindung mit ihm aufzunehmen

80 Beispiel: eine Therapiestunde

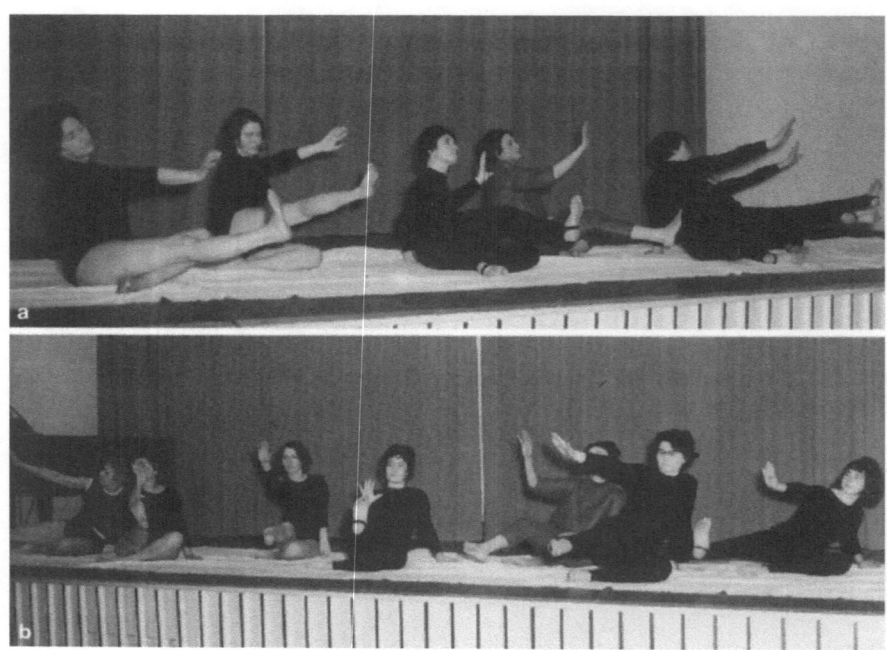

Abb. 3.6a, b. Abwehrende Gebärde, gleichzeitig von Hand und Fuß, aus Seitlage

- Bei weiterer Oberkörperaufrichtung werden die Beine zur Unterstützung gebraucht, aber beide Arme sind funktionsbereit. Die in Abb. 3.7a, b und Abb. 3.8a, b gezeigten Bewegungen sind nur Beispiele. Hier sind, an der Musikbegleitung orientiert, viele Varianten zu erproben.

Beispiel: eine Therapiestunde 81

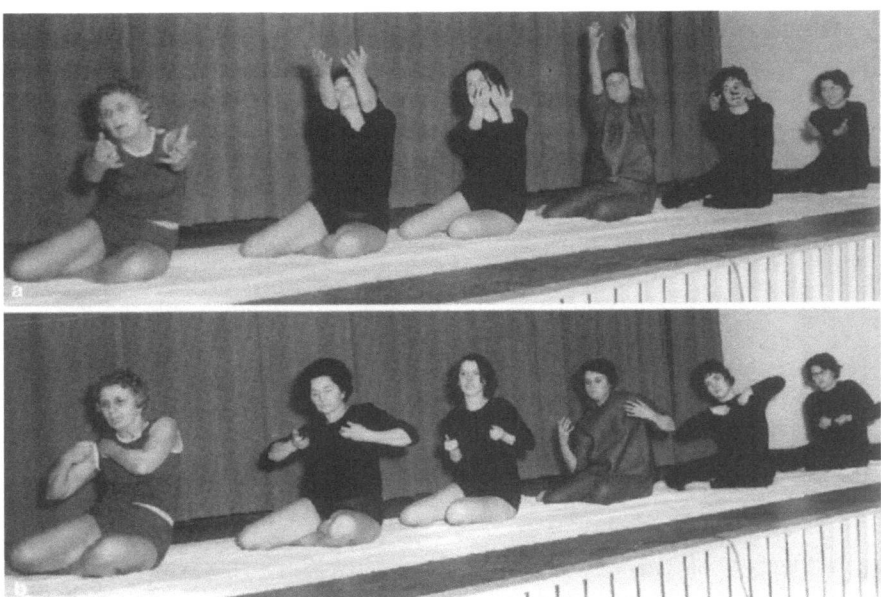

Abb. 3.7. a Sich nach vorn verströmen und verschenken, dann etwas neu mit den Händen aufnehmen. **b** Das Empfangene zu sich heranziehen und es sich zu eigen machen. Die in *a* und *b* gezeigten Bewegungen werden im Wechsel ausgeführt

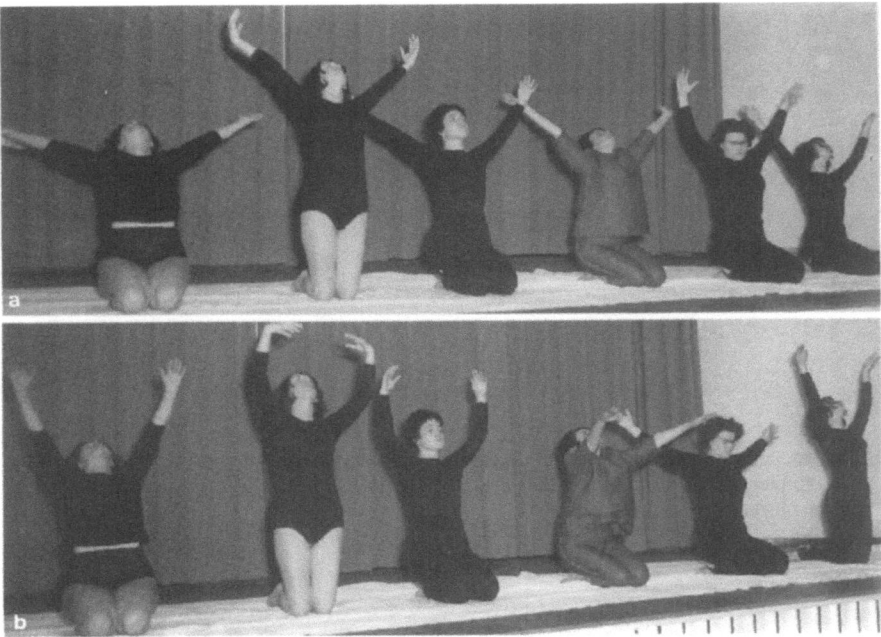

Abb. 3.8a, b. Aus dem Abgesunkensein im Fersensitz (Päckchenlage, die hier nicht gezeigt wird) sich aufrichten, um Licht und Sonne in sich aufzunehmen

82 Beispiel: eine Therapiestunde

- Der *Schneidersitz*, eine der ausgewogensten Körperhaltungen, wird in vielfältiger Weise zur inneren Konzentration und Ausdrucksfindung genutzt (Abb. 3.9–3.13).

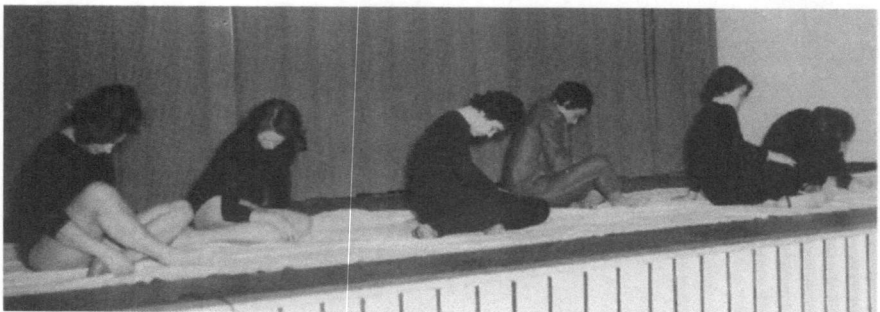

Abb. 3.9. Abgesunken sein und Einkehr halten aus Schneidersitz oder Seitsitz

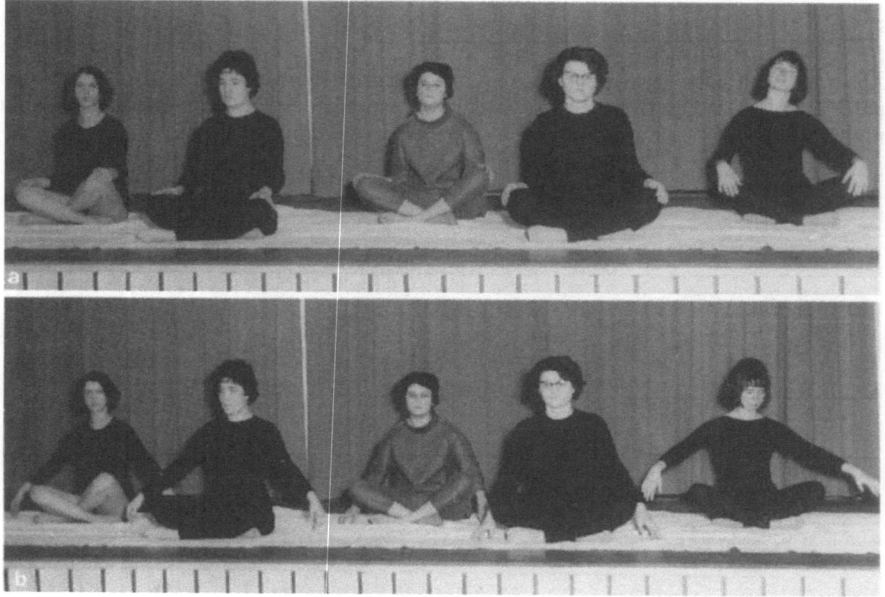

Abb. 3.10. a Im Schneidersitz eine ausgewogene aufrechte Haltung einnehmen. **b** Mit den Fingerspitzen rhythmisch gegen den Boden tippen und dies in Steigerung mit Rumpfdrehung nach rechts und links verbinden

Beispiel: eine Therapiestunde 83

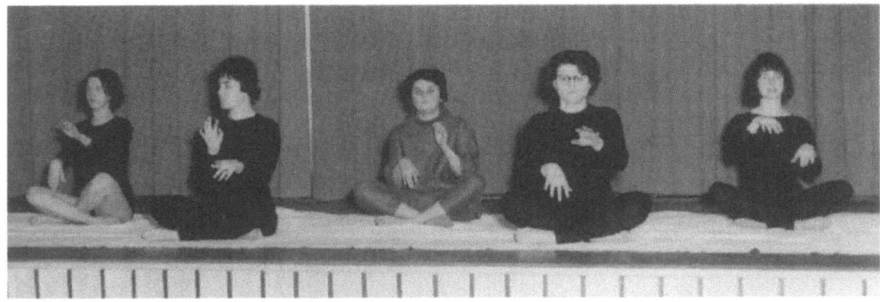

Abb. 3.11. Auslockern der Handgelenke, eine geschmeidig winkende Bewegung

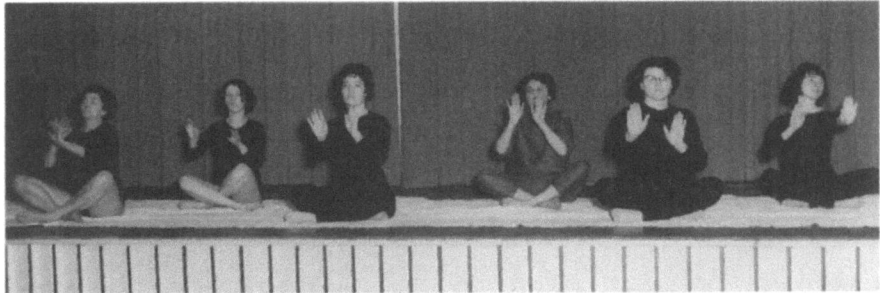

Abb. 3.12. Abwehrende Handgeste aus Schneidersitz

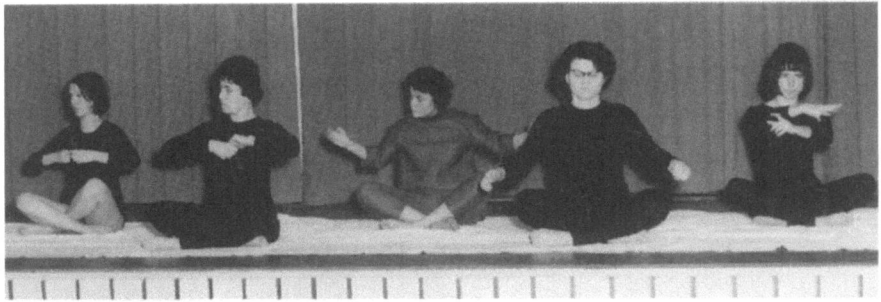

Abb. 3.13. Jeder gestaltet nach eigenen Wünschen einige Handgesten zur Musik

- Der *Einbein-Kniestand* ist schon ein weiterer Schritt hin zur vollen Aufrichtung. Hier lassen sich in Kombination mit Vor- und Rücklagerung die Rumpf- und Armgesten schon sehr intensiv gestalten (Abb. 3.14–3.20).

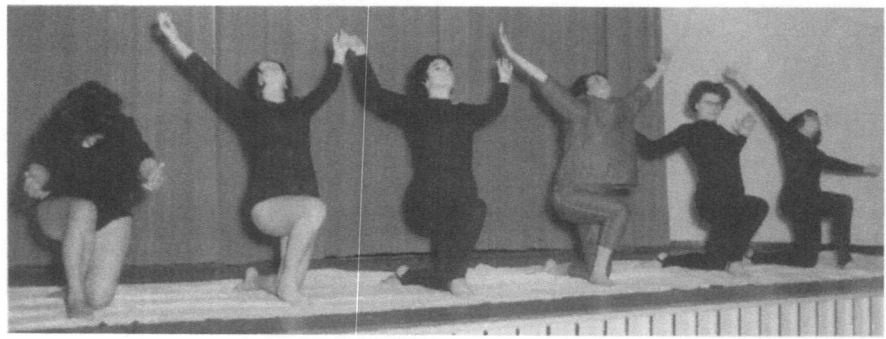

Abb. 3.14. Sich aus dem Einbein-Kniestand der Höhe und Weite öffnen. Dies wird im Wechsel mit Sich-Absinkenlassen zum Boden geübt

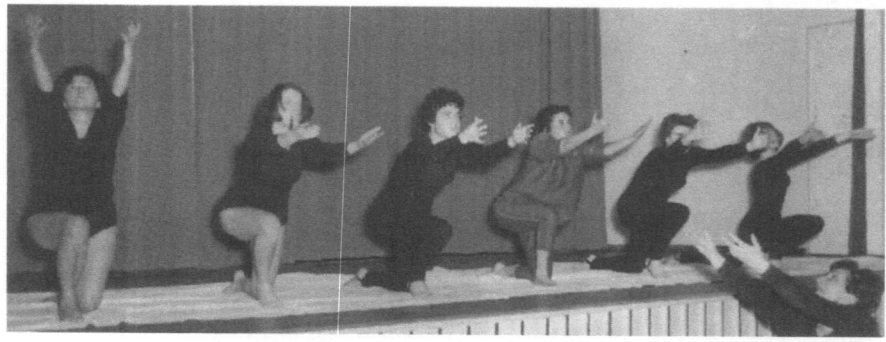

Abb. 3.15. Sich sehnsuchtsvoll weit nach vorn verlagern, im Wechsel mit der in Abb. 3.16 gezeigten Bewegung

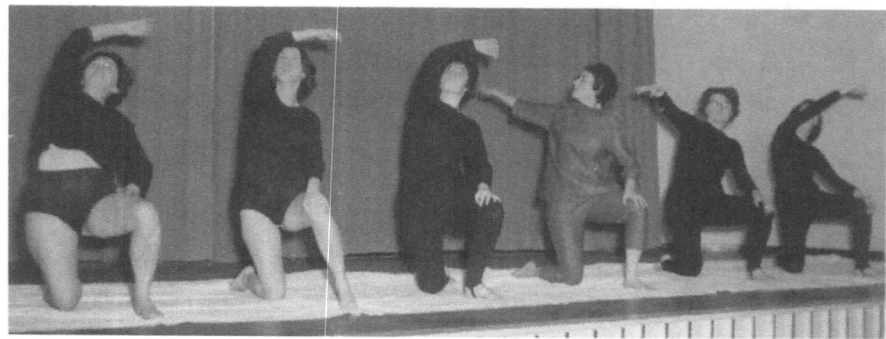

Abb. 3.16. Sich aufrichten und einen Arm über dem Kopf führen wie beim Lassoschwingen

Beispiel: eine Therapiestunde 85

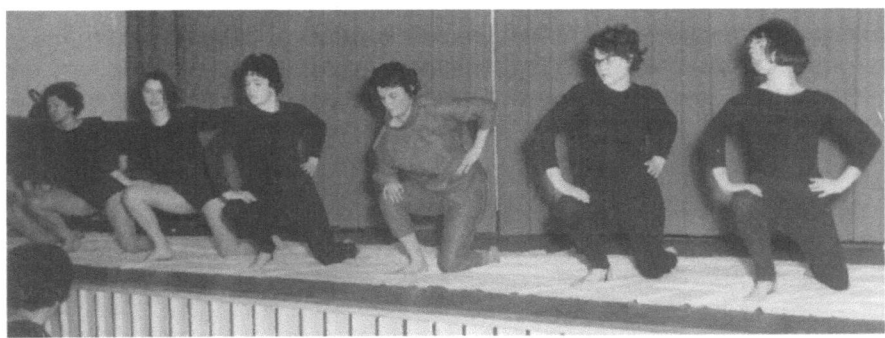

Abb. 3.17. Einbein-Kniestand. Eine Hand hüftfest, die andere innenrotiert auf dem Oberschenkel des vorgestellten Beines. Während der Vorverlagerung stemmt der Ellenbogen aggressiv nach vorn. In dieser Weise kann mehrmals nach vorn gefedert werden. Die in Abb. 3.18 gezeigte Übung anschließen

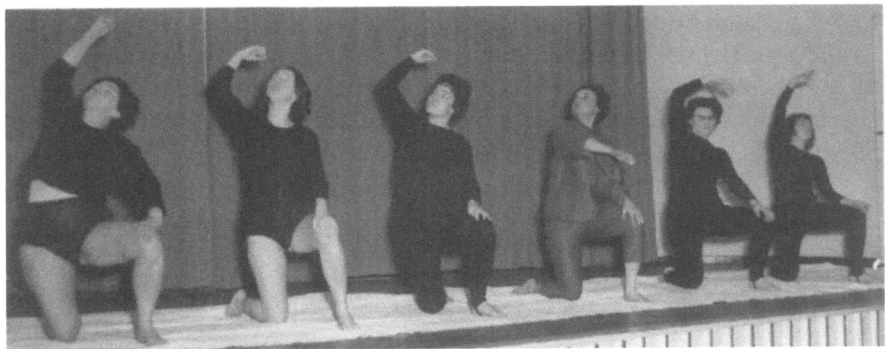

Abb. 3.18. Sich aufrichten und sich konzentrieren auf einen horizontalen Lassoschwung über dem Kopf mit Betonung des Zurückziehens

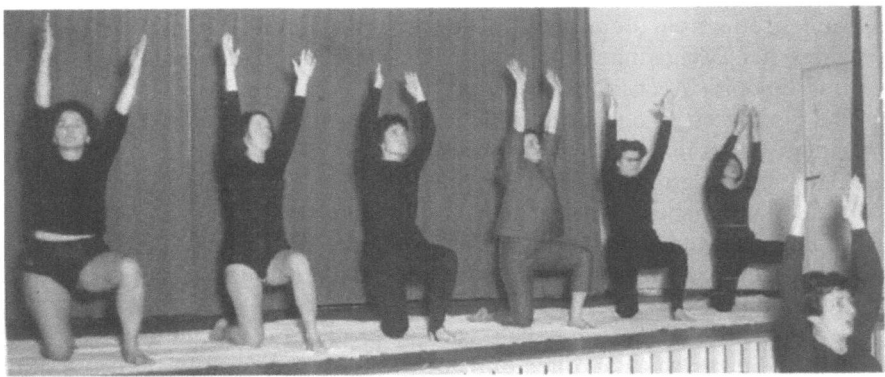

Abb. 3.19. Die erhobenen Arme drücken eine Ausrichtung nach höchsten Prinzipien aus

86 Beispiel: eine Therapiestunde

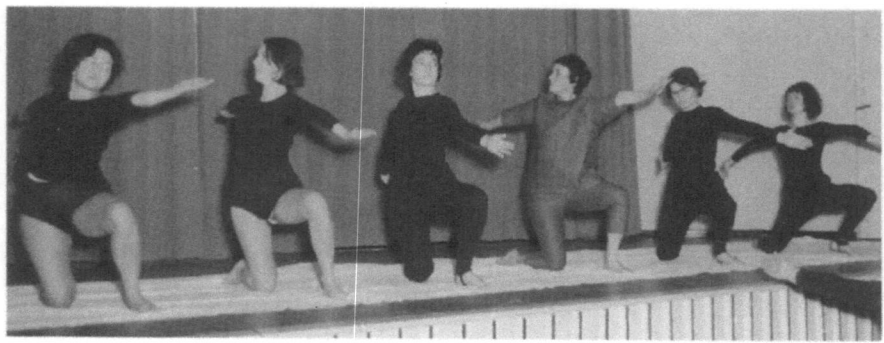

Abb. 3.20. Eine klare Trennung von rechts nach links markieren – entscheiden, was vorn, was hinten liegen soll

Im Stand, in Kreisaufstellung mit Handfassung, werden die *Füße* durchgearbeitet.

Unsere Unterstützungsfläche beim Stehen und Gehen sind die Füße. Ihre Beziehung zum Boden ist Grundlage für alles, was wir, indem wir uns bis zum Himmel aufrichten, erreichen können. Es geht darum, die vielfältigen Einsatzmöglichkeiten unserer Füße zu erproben und erlebbar zu machen. Die Hände sind uns viel vertrautere Werkzeuge. Es lohnt sich aber, auch den Füßen mehr Aufmerksamkeit zu widmen.

> Die *Grundstimmung* einer Fortbewegung basiert auf der Art und Weise, wie die Füße eingesetzt werden.
> Auch der Rhythmus der Bewegung wird im wesentlichen körperbestimmenden Anteil vom akzentuierten *Fußeinsatz* geprägt.

Wir üben die folgenden Bewegungen:

- Ein Bein vorstrecken und mit der Fußsohle den Boden abtasten, um die Beschaffenheit des Bodens wahrzunehmen.
- Außenrotiert ein Bein gerade vorstrecken und mit der großen Zehe in einer Art „Zeigefingerbewegung" auf etwas hinzeigen. Mehrmals rechts und links im Wechsel, zur Musik.
- Bei durchgestrecktem plantarflektiertem Fuß mit der großen Zehe wie mit einem Pinsel im Farbtopf herumrühren.
- Ganz exakt den linken Fuß mit Spitze-Ballen-Ferse aufsetzen; die Ferse steht dann neben dem rechten Großzehengrundgelenk. Die Füße sind gering nach auswärts gerichtet. Das wird links und rechts viele Male rhythmisch geübt, auch einige Male nur Spitze-Ballen-Spitze, damit der Vorfuß gut erspürt wird.
- *Weiches* Abrollen Spitze-Ballen-Ferse über den Außenrand und zurück.
- Ballen-Spitze weich abrollen und abfedern; die Zehen drücken den Fuß in die Luft.

- Mit den Zehenspitzen Sand nach hinten wegscharren, danach den Fußrücken schleifend am Boden wieder nach vorn ziehen.
- Vorübung zum Schreiten:
  - Bein außenrotiert vorsetzen, Zeigefunktion der Großzehe, Spitze-Ballen-Ferse über Außenrand abrollend aufsetzen, Gewicht nach vorn übertragen – Schritt; in dieser Weise mit Handfassung zur Kreismitte gehen;
  - zurückgehen: aus gespannter überstreckter Beinstellung von Zehenspitze über Ballen und Ferse abrollen, dann Gewichtsübertragung und Schritt.

  In dieser Weise bis zur weitestmöglichen Kreisfassung zurückgehen. Mehrmals zur Kreismitte und zurück schreiten – langsam, exakt abrollend.

Anschließend wird das *Vorwärtsschreiten mit weiter Armhaltung* geübt (Abb. 3.21):

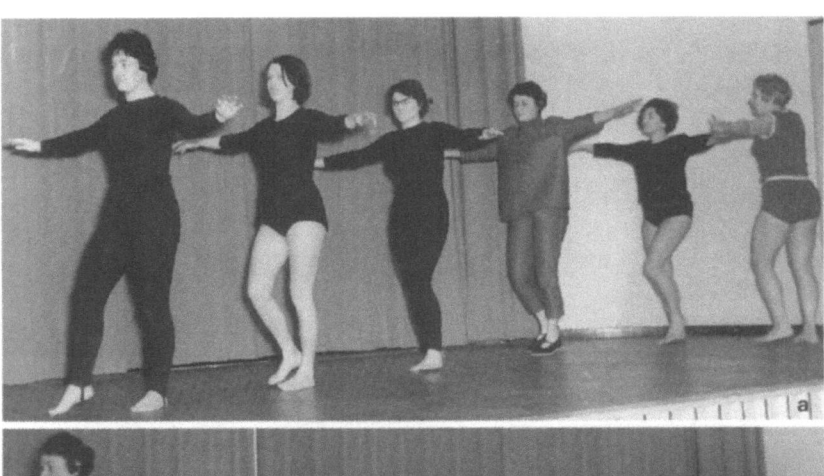

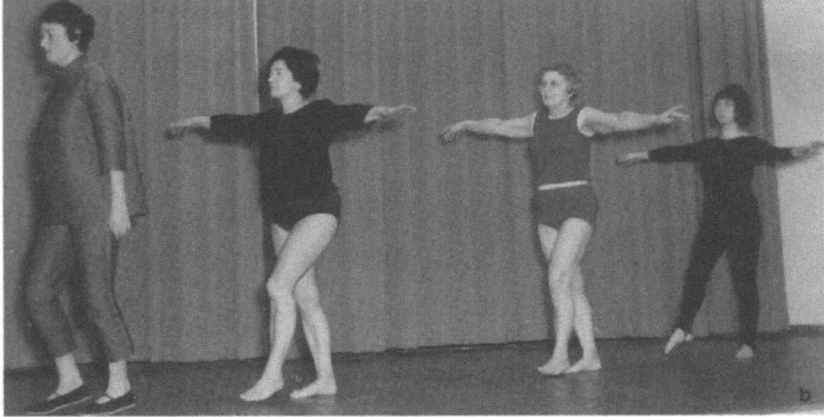

Abb. 3.21a, b. Vorwärtsschreiten mit weiter Armhaltung, eine Grundübung der Ausdrucksgymnastik, die auch den Ausklang jeder therapeutischen Stunde bildet (s. S. 105)

88 Beispiel: eine Therapiestunde

- federndes Vorwärtsschreiten;
- vibrierendes Vorwärtsschreiten;
- Vorwärtsschreiten mit verschiedenen Armgesten, z. B.:
  - zielstrebiges Vorwärtsschreiten (Abb. 3.22, s. auch Abb. 2.31),
  - Vorwärtsschreiten, dabei eine Schale tragen (Abb. 3.23a, s. auch Abb. 2.27),
  - Hochheben der Schale beim Schreiten (Abb. 3.23 b),
  - Vorwärtsschreiten und in den Händen „etwas Zartes bewahren" (Abb. 3.24),
  - beschützende Handgesten im Vorwärtsschreiten (Abb. 3.25),
  - etwas Wichtiges am Boden finden, es aufheben und schreitend weitertragen (Abb. 3.26, s. auch Abb. 2.26),
  - den Kopf mit einem Arm umschließend vorwärtsschreiten (Abb. 3.27, s. auch Abb. 2.37),
  - im Vorwärtsschreiten etwas aus der Ferne aufnehmen wollen (Abb. 3.28).

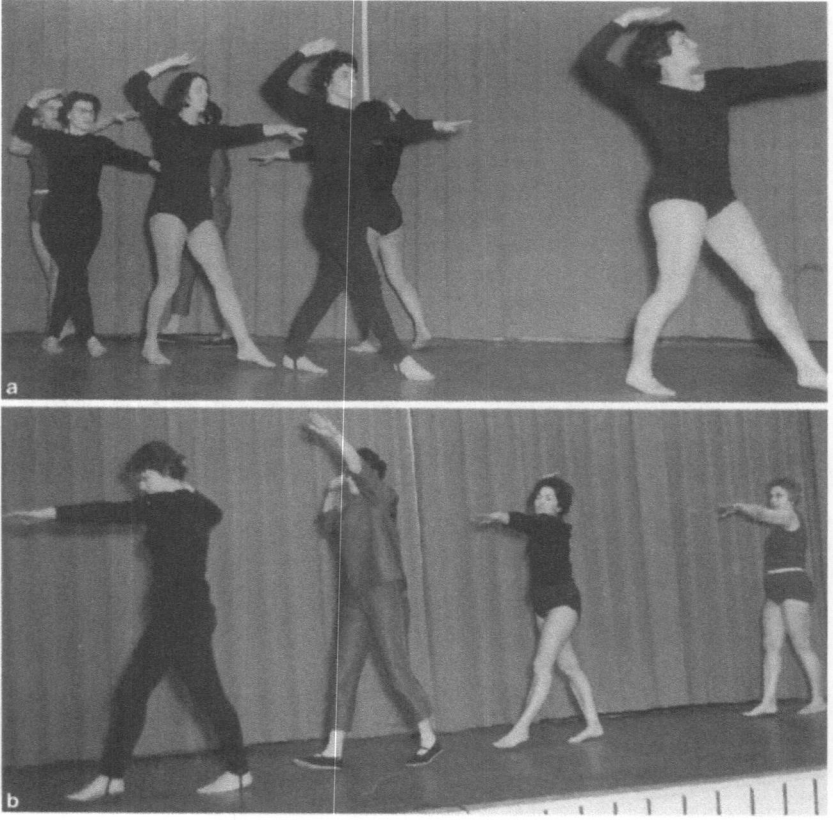

Abb. 3.22 a, b. Zielstrebiges Vorwärtsschreiten. Die vorgestreckte Hand zeigt auf das Ziel hin, die andere wirkt zurückzügelnd, das Selbstbewußtsein bewahrend

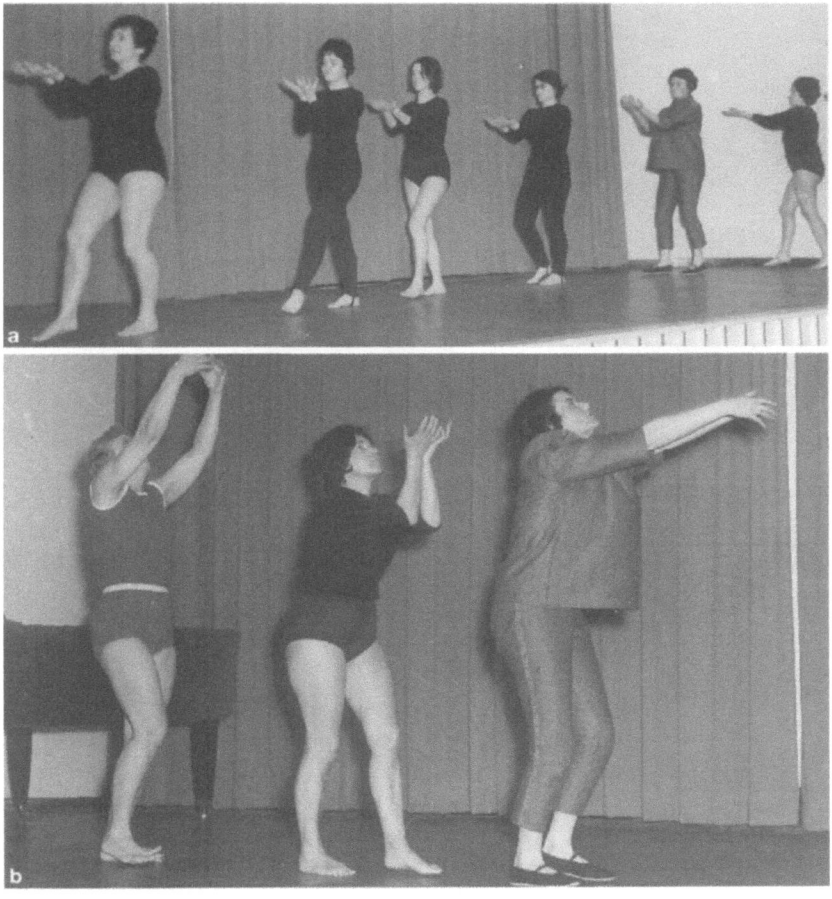

Abb. 3.23. a Die Hände sind zur Schale geformt. Voranschreiten und etwas Wertvolles darin bewahren. **b** Den Inhalt der Schale „dem Himmel darbieten"

90 Beispiel: eine Therapiestunde

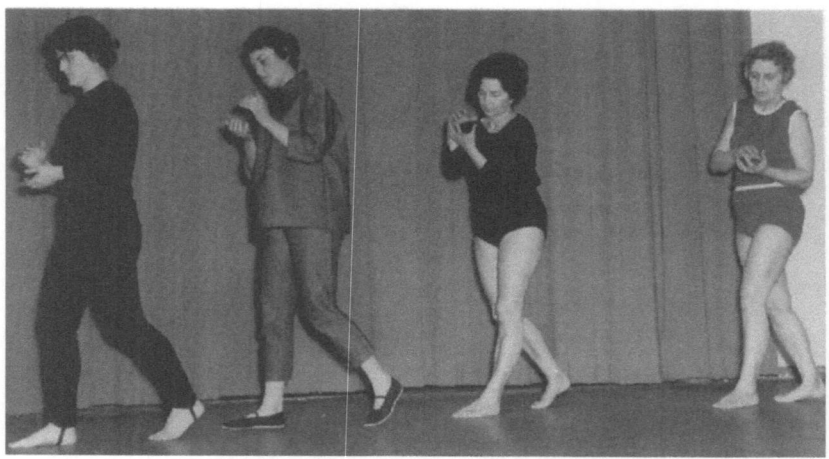

Abb. 3.24. Vorwärtsschreiten, dabei ein „frierendes Vögelchen" in den Händen halten

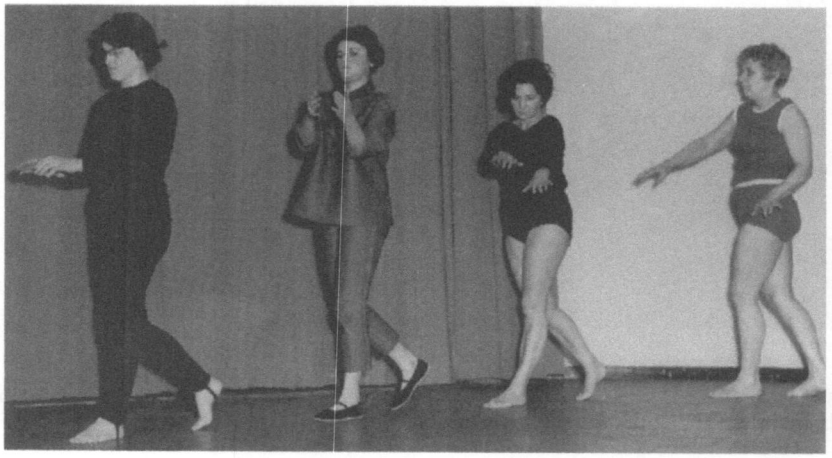

Abb. 3.25. Die gegen den Boden spürenden Handflächen wollen etwas beschützen

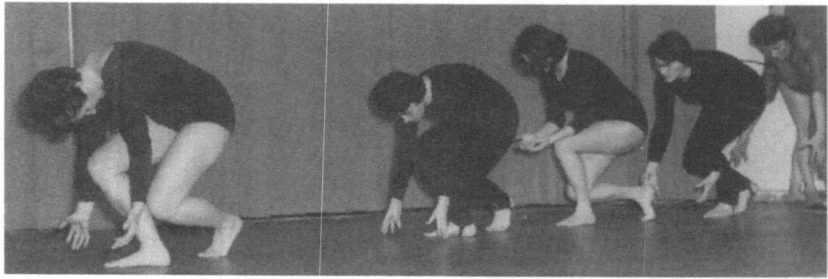

Abb. 3.26. Etwas am Boden Liegendes wird sorgsam aufgehoben und weitergetragen

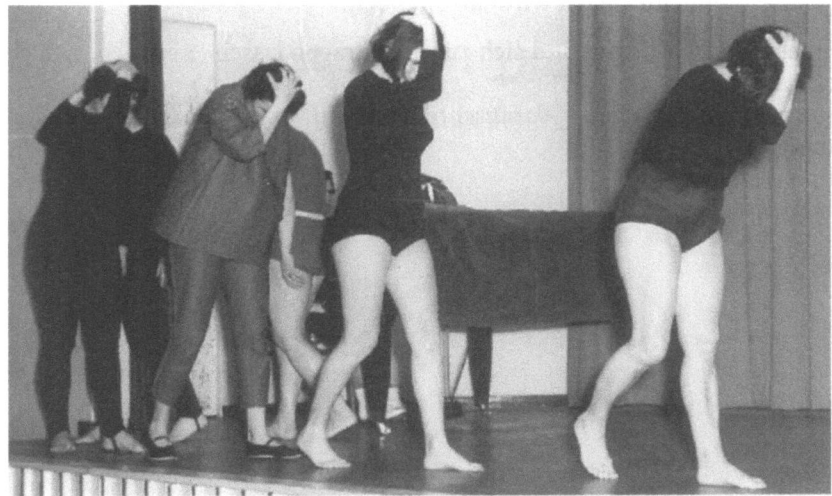

Abb. 3.27. Beim Nachdenken schützen wir den abgesunkenen Kopf mit einem Arm

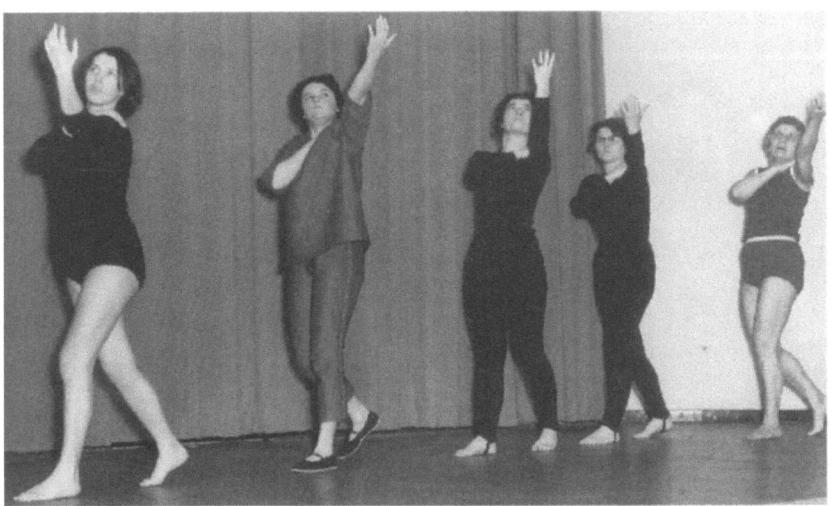

Abb. 3.28. Ein Arm ist sehnsuchtsvoll in die Weite gestreckt, der andere bewahrt das, was wir von uns nicht preisgeben wollen, vor der Brust

92 Beispiel: eine Therapiestunde

Der *gerade* Weg beim Gehen wird abgewandelt:

- seitliches Verschwingen und sich zur Seite tragen lassen (Abb. 3.29, s. auch Abb. 2.24);
- unternehmungslustiges Voranschreiten auf verschiedenen Wegen (Abb. 3.30);
- Hüpfen (Abb. 3.31);

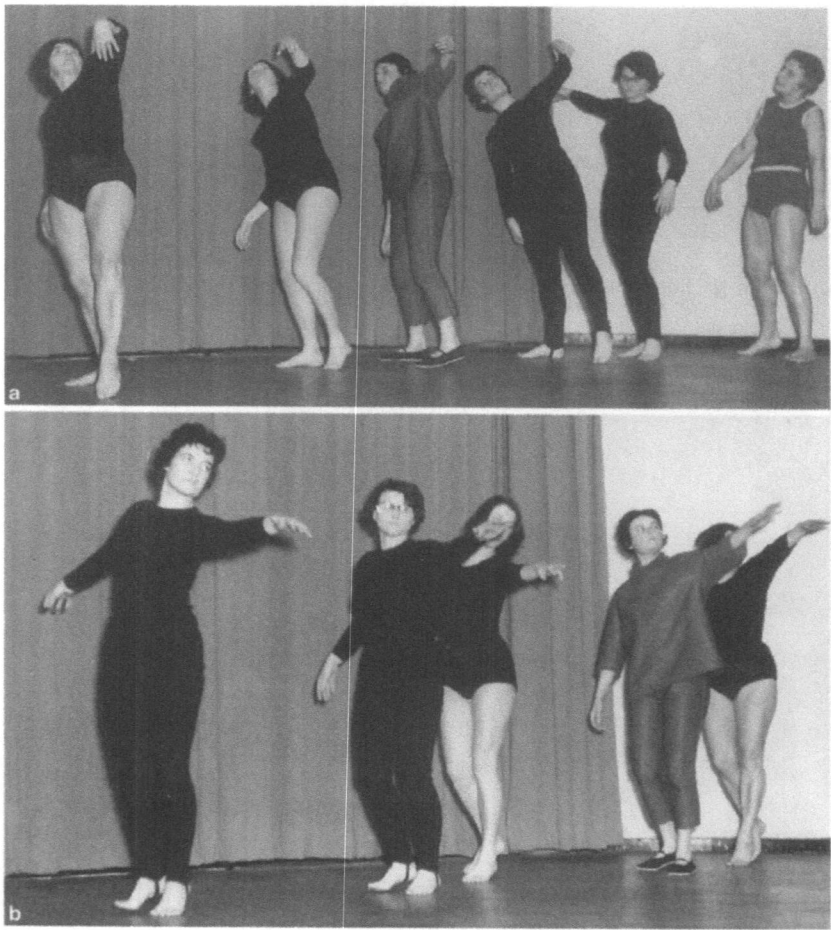

Abb. 3.29 a, b. Seitliches Verschwingen – wie ein Blatt im Wind. Im Anschwung Verlagerung nach rechts, dabei wird der linke Arm wie von selbst angehoben, wir spüren den Lufthauch in der linken Achselhöhle. *b* Der Wind trägt uns mit einigen Laufschritten zur Seite – bis der Arm gesunken ist

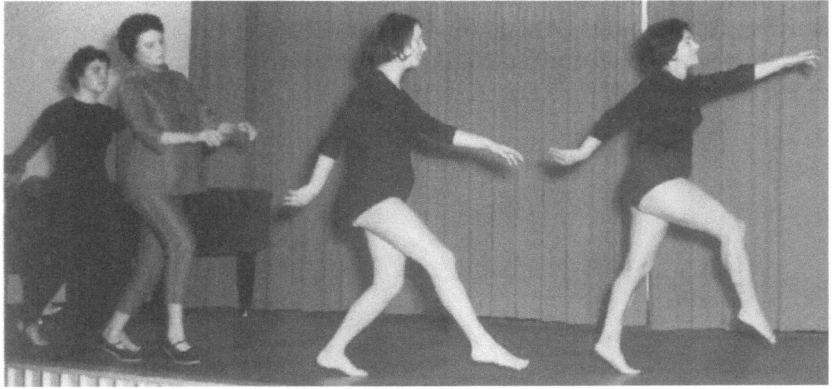

Abb. 3.30. Federndes, weitausgreifendes Voranschreiten. Die Arme schwingen entgegengesetzt und verstärken den gewünschten Raumgewinn

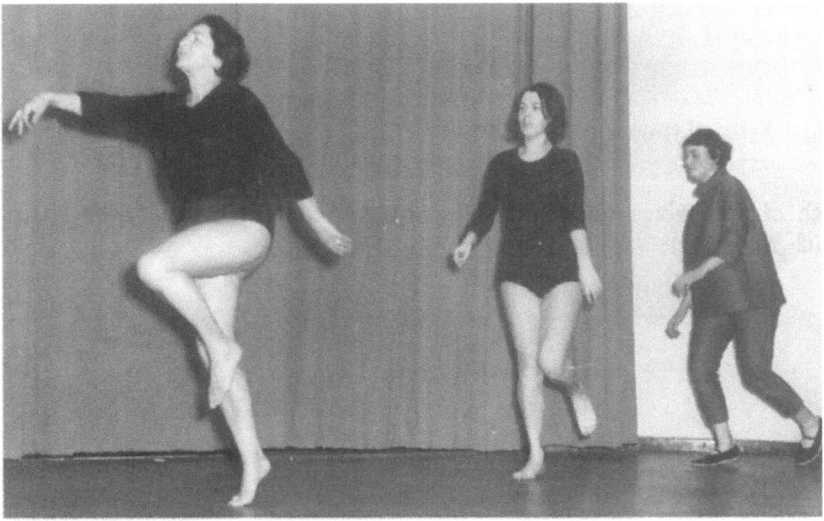

Abb. 3.31. Aus dem federnden Schreiten kann ein Hüpfen werden – in die Höhe oder in die Weite

- dem Hüpfen werden passende Armgesten hinzugefügt wie Klatschen, Schnipsen (s. Abb. 2.48), Wand-Wegdrücken (Abb. 3.37);
- Arbeitsbewegungen rhythmisch und mit Ausdruck gestalten wie „etwas an sich heranziehen" (Abb. 3.32, s. auch Abb. 2.16–2.17, 2.30);

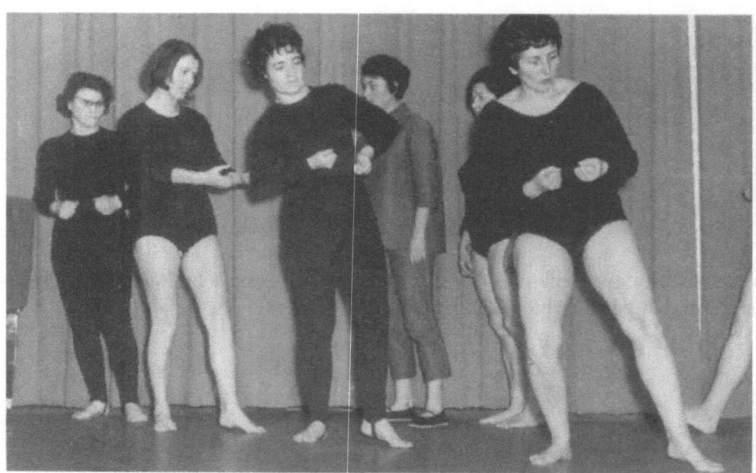

Abb. 3.32. Kraftvoll etwas an sich heranziehen

- sich durchsetzen wollen mit stampfenden Seitstellschritten (Abb. 3.33, s. auch Abb. 2.47);

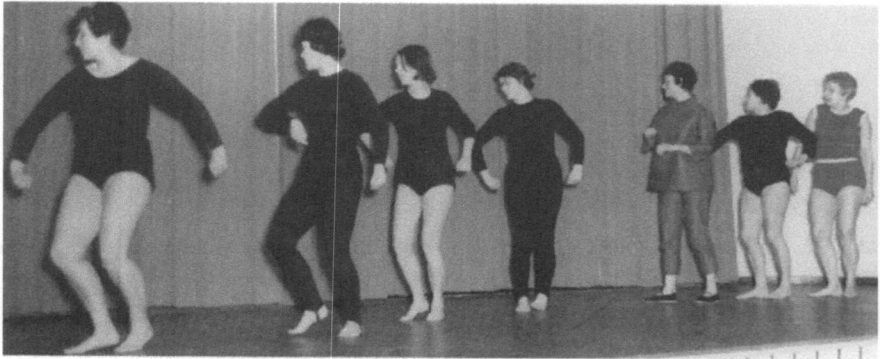

Abb. 3.33. Sich durchsetzen wollen! Energische Bogenspannung der Arme, die Hände sind zur Faust geballt. Die Füße werden mit ganzer Sohle im Wechselschritt über den Boden geführt, evtl. leicht aufstampfend

- drohend eine Faust ballen, mit Nachstellschritten vorwärtsstampfen (Abb. 3.34);

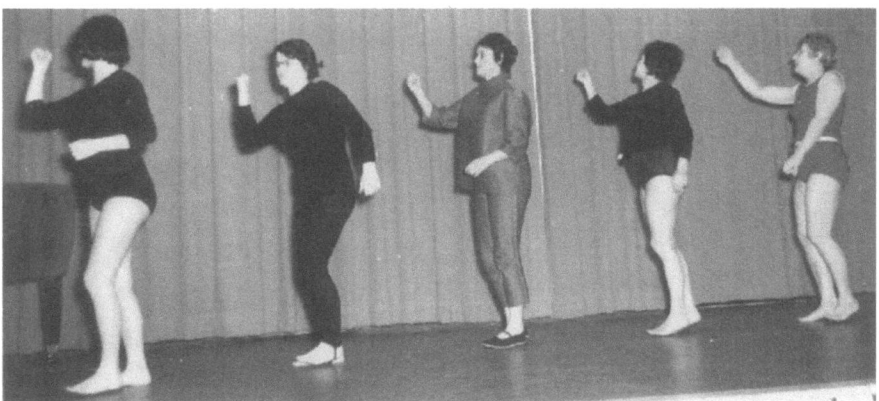

Abb. 3.34. Drohgebärde

- eine abwehrende Handgeste im Vorwärtsgehen (Abb. 3.35, s. auch 2.50) im Rückwärtsgehen (Abb. 3.36);

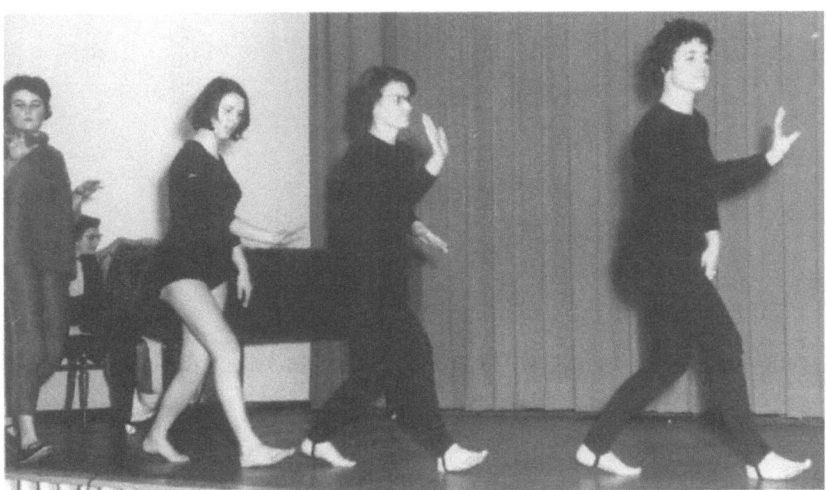

Abb. 3.35. Zur abwehrenden Handgeste, bei der die Handwurzel kraftvoll nach vorn gestreckt wird, gehört das Abrollen der Füße mit betont aufgesetzter Ferse

96 Beispiel: eine Therapiestunde

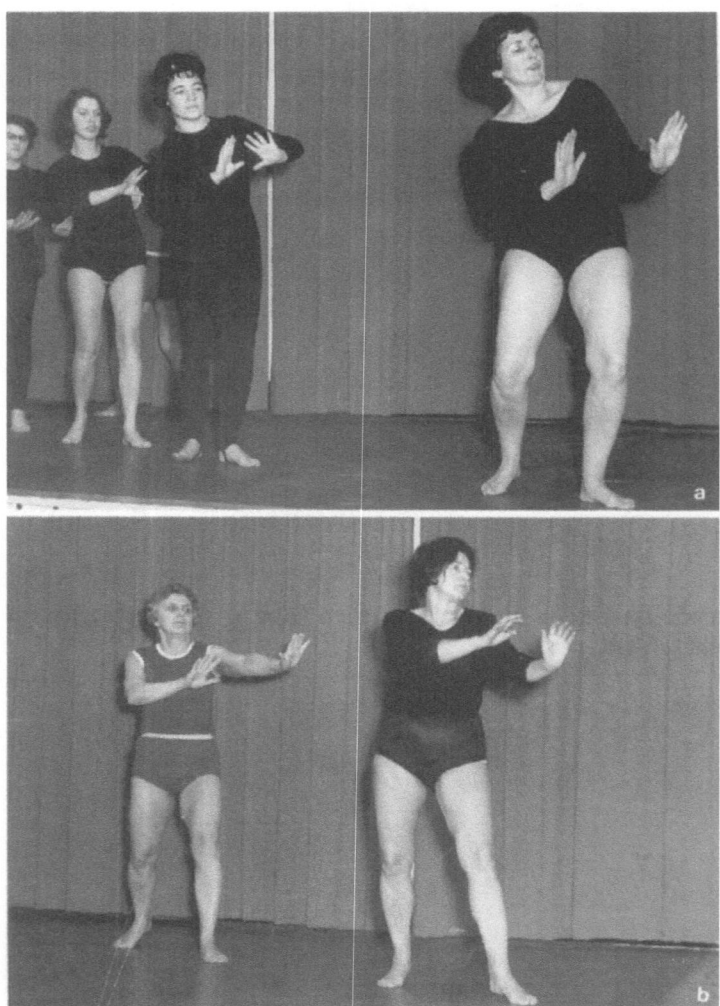

Abb. 3.36a, b. Abwehrende Handgesten in Verbindung mit Rückwärtsschreiten

- befreiend wirkt die Bewegung „Brust heraus und Wand wegdrücken"! (Abb. 3.37);

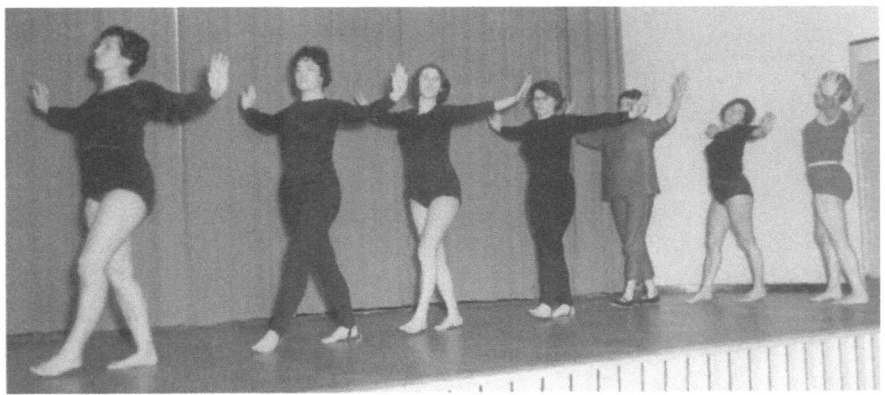

Abb. 3.37. Vorwärtsschreiten und mit den Händen eine bedrängende Wand zur Seite hin wegstemmen. Der Brustraum wird dabei stark und frei

- im Vorwärtslaufen etwas hinter sich herziehen (Abb. 3.38).

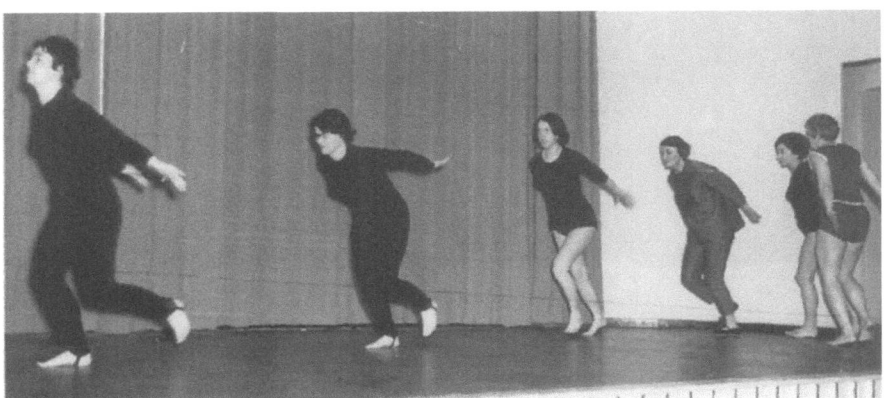

Abb. 3.38. Vorwärtslaufen, nicht aus Furcht, sondern weil wir etwas hinter uns rasch voranbringen wollen

Die *Verbindung der Körperteile zueinander* wird zunächst über die Vorstellung von Gummibändern zwischen ihnen geübt.

- Begegnung zwischen Händen und Füßen (Abb. 3.39, s. auch Abb. 2.19);

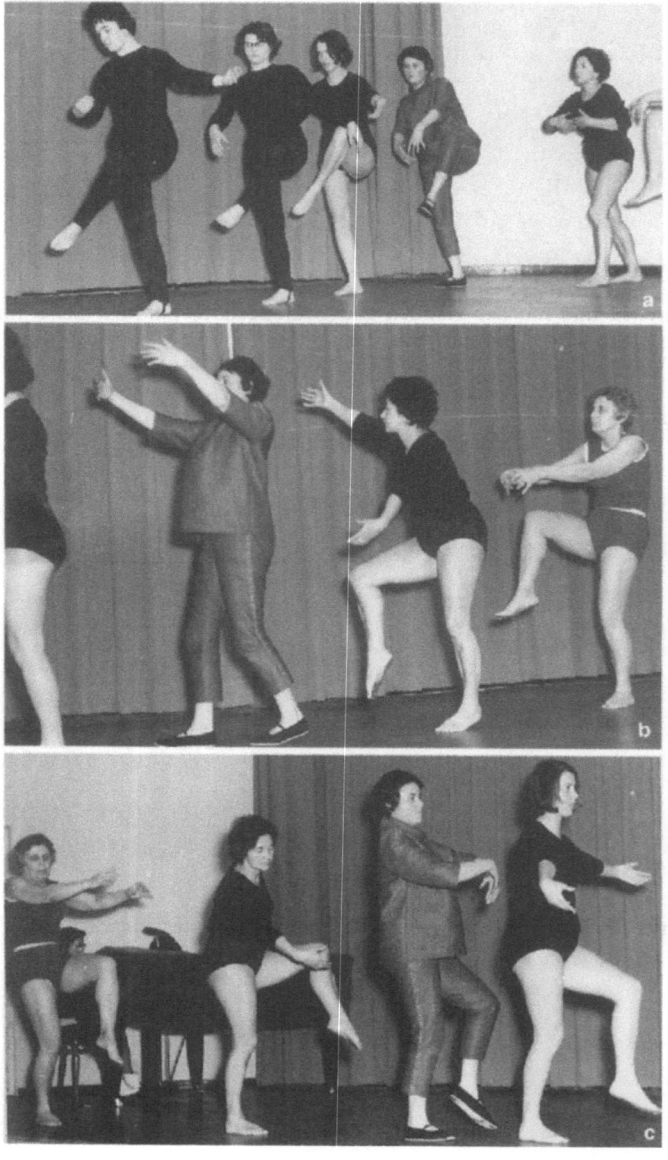

Abb. 3.39 a–c. Wie spielend im Vorwärtsschreiten die Verbindung von Hand zu Hand und Hand zu Fuß erproben über die Vorstellung von Gummibändern, die zu spannen sind

- Beckenbeweglichkeitsübungen (auch „Klein-Paris-Übungen" genannt, Abb. 3.40);

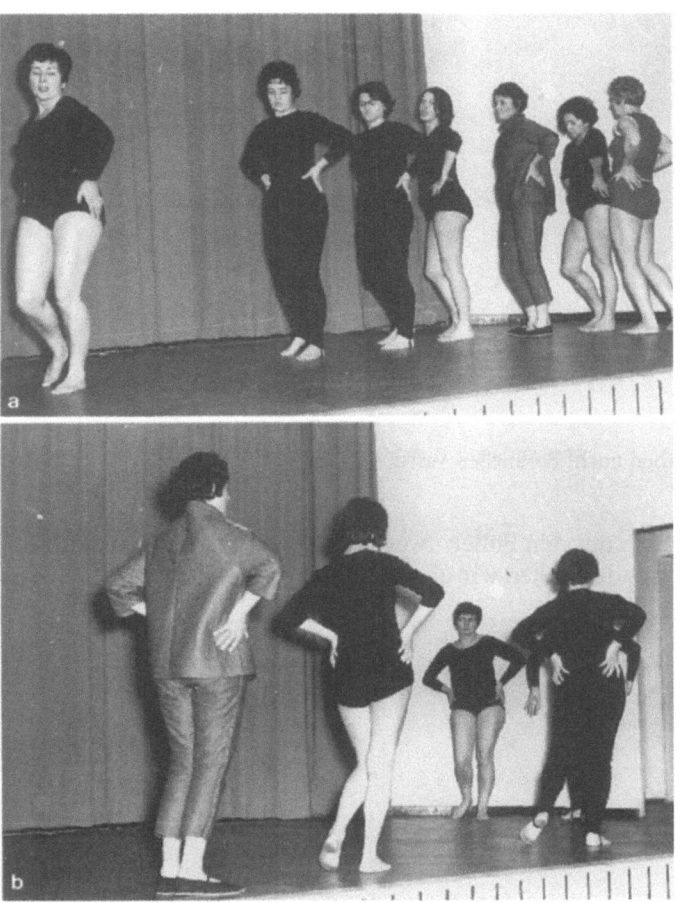

Abb. 3.40a, b. Die Hände liegen am Becken. Während kleiner Seitstellschritte kontrollieren oder unterstützen sie die Seitverschiebungen und leichten Drehbewegungen des Beckens

100 Beispiel: eine Therapiestunde

- ein kraftvolles Aufschreien (ohne Lautbildung) (Abb. 3.41);

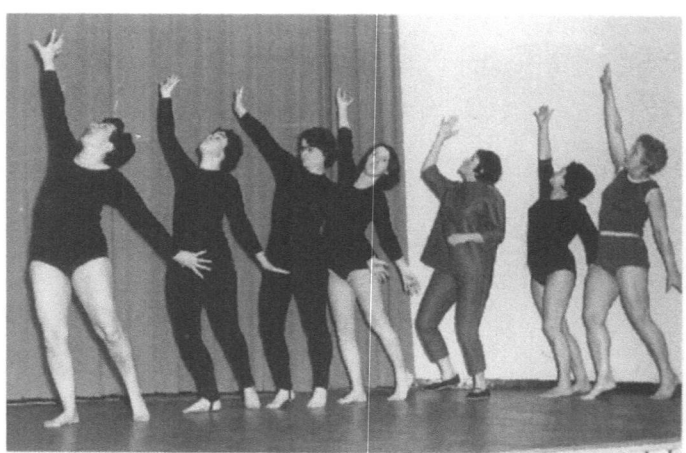

Abb. 3.41. Hallo, wir leben noch! Fröhlicher Ausruf

- Sorgen können auch mit den Füßen „weggeschnipst" werden; den stützenden Halt für die Hände denken wir uns dazu! (Abb. 3.42, s. auch Abb. 2.49);

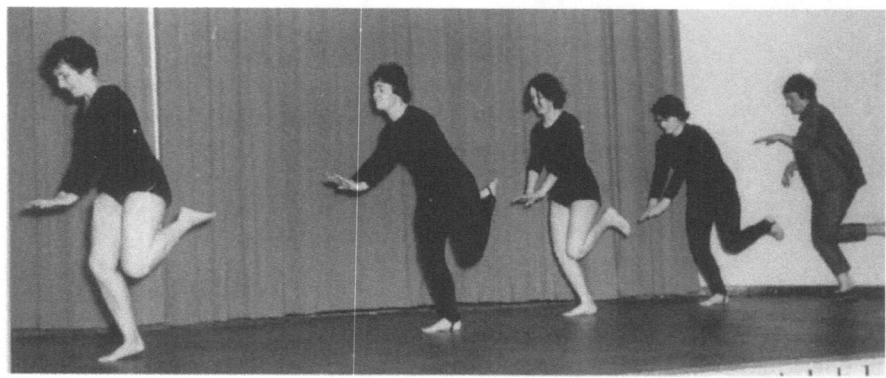

Abb. 3.42. Vorn abgestützt auf einem vorgestellten Halt werden die Unterschenkel beim Voranlaufen von den Zehen aus nach hinten gleichsam „weggeschnipst"

Beispiel: eine Therapiestunde 101

- Jeder zeigt seine Lieblingsübung (Abb. 3.43).

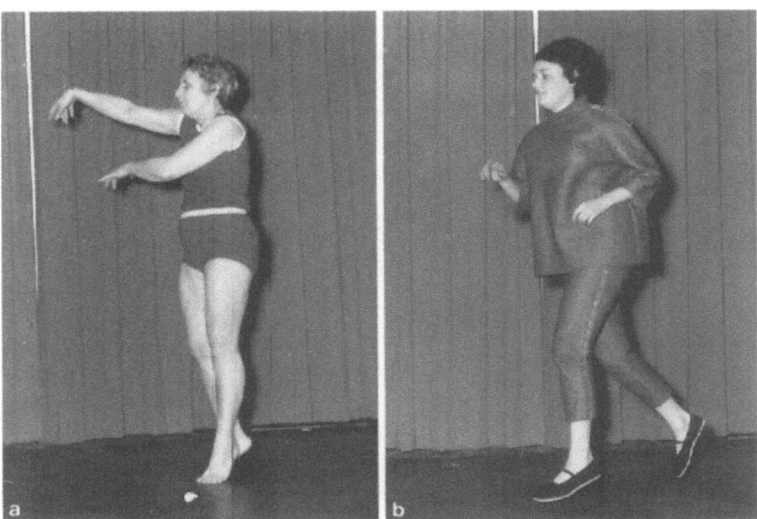

Abb. 3.43a, b. Eine selbstgewählte Lieblingsübung im Alleingang vor

In der Übungsstunde müssen die Gefühlserregungen auch wieder „eingefangen" werden; zum *Ausklang hin* wird eine *beruhigende Stimmung* geschaffen durch:

- entspanntes Vorwärtsgehen, Elefantenhaut, alles wie Wasser vom Körper abfließen lassen (Abb. 3.44, s. auch Abb. 2.34);

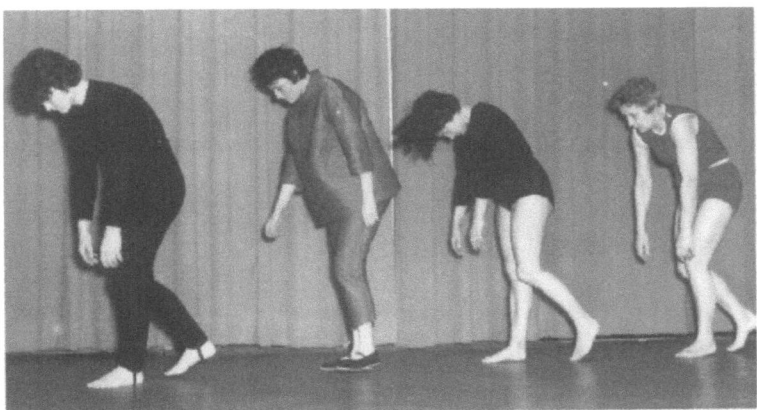

Abb. 3.44. Entspannt und nach vorn geneigt langsam vorwärtsgehen. Ungute Eindrücke wie Wasser von sich abfließen lassen

102 Beispiel: eine Therapiestunde

- Rückwärtsgehen, dabei die Arme frei nach hinten ausschwingen (Abb. 3.45);

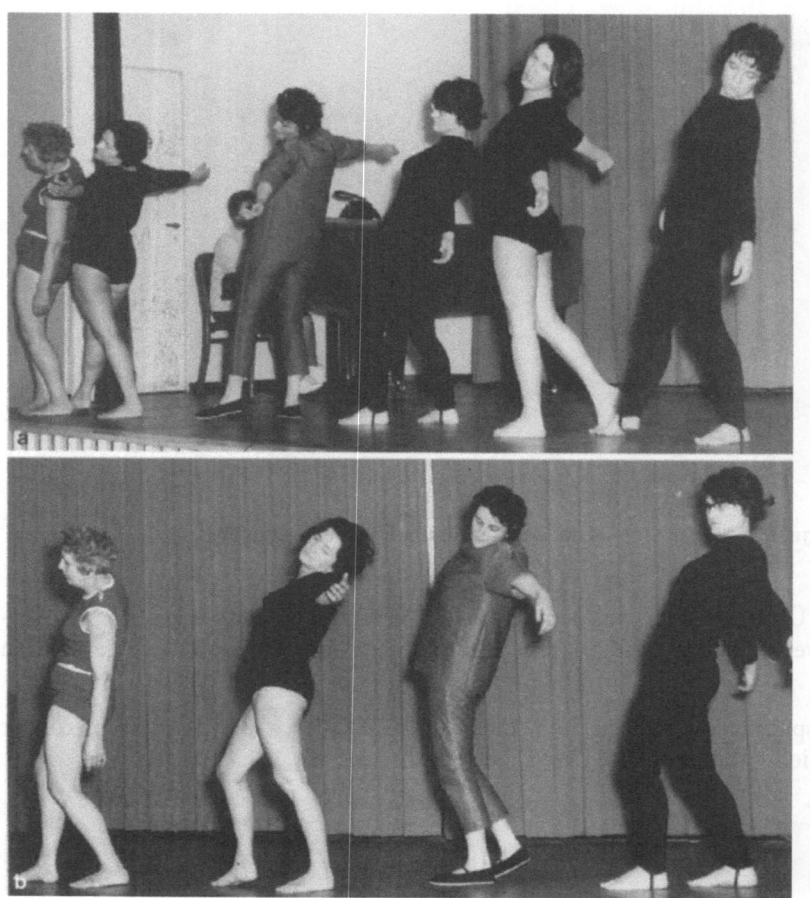

Abb. 3.45a, b. Rückwärtsgehen und verzichten können, indem die Arme frei nach hinten gebracht werden

- Rückwärtsgehen unter Konzentration auf einen entspannten, schwer und warm werdenden Arm bringt weitere Beruhigung und innere Entspannung (Abb. 3.46, s. auch Abb. 2.25);

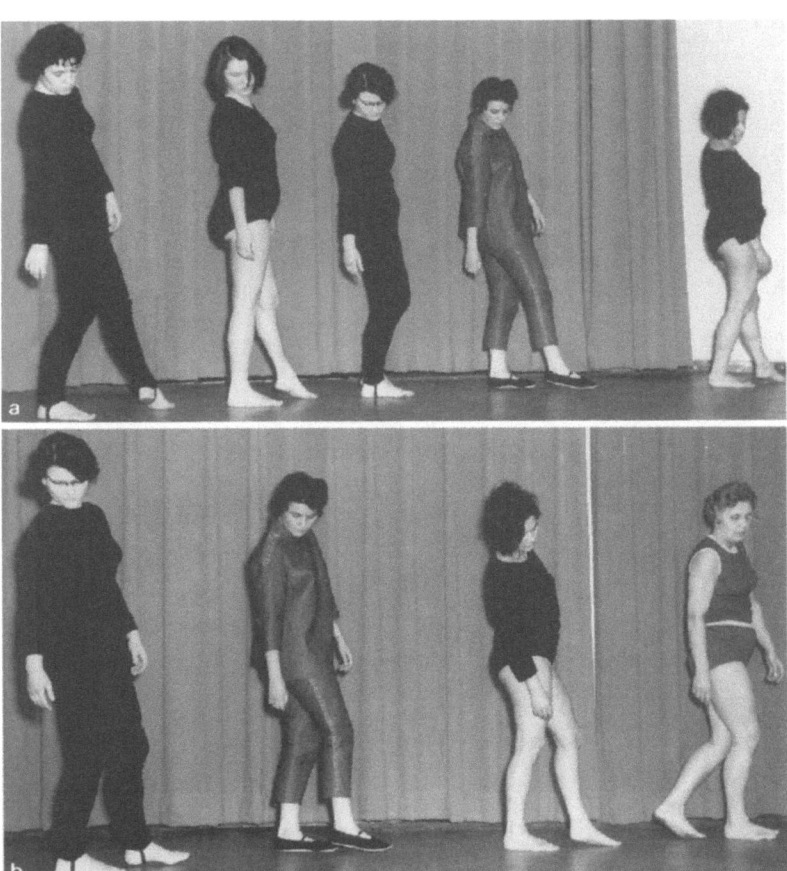

Abb. 3.46a, b. Leichter gelingt das „Verzichten-können" im Rückwärtsgehen, wenn man sich auf nur *einen* Arm konzentriert, indem man sich – wie beim Autogenen Training – ein allmähliches Schwer- und Warmwerden vorstellt

- Konzentration auf die Selbst- und Mittefindung im Vorwärtsschreiten (Abb. 3.47, s. auch Abb. 2.43).

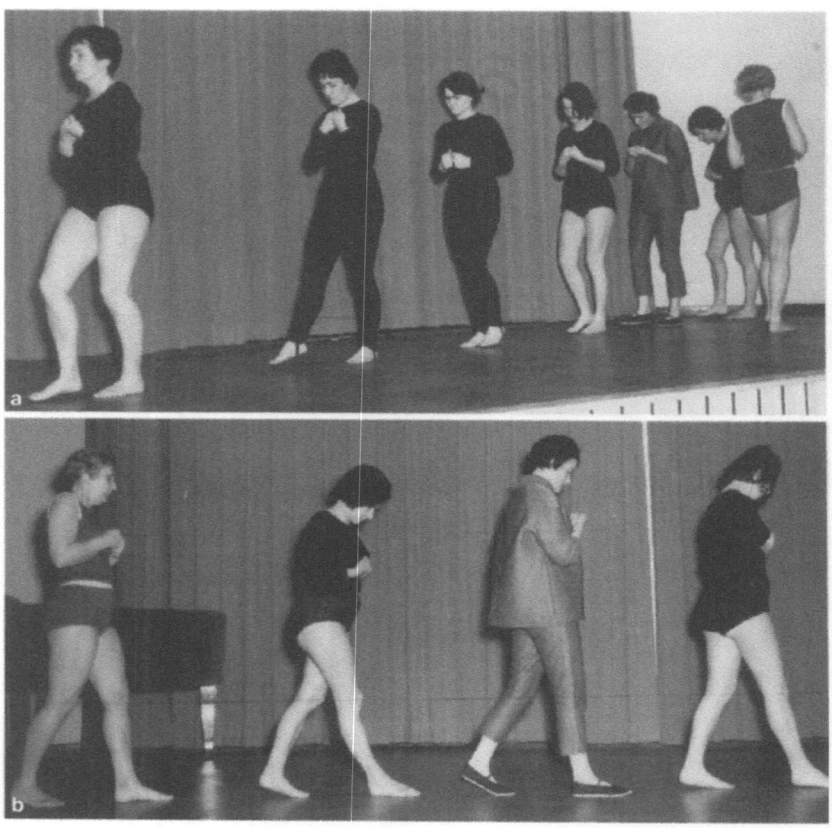

Abb. 3.47a, b. Die nur leicht geschlossenen Fäuste zeigen an, daß wir auf uns selbst konzentriert sind. Die Dorsalseiten der Grundgelenke sind gegeneinander gelehnt, so daß beide Hände eine Einheit bilden. Vor der Brustbeinspitze empfinden wir die Mitte unserer Persönlichkeit. Dies wird im Voranschreiten eingelebt

Wenn es die Übungszeit erlaubt, wird anschließend längere Zeit *Schreiten mit weiter Armhaltung* (Abb. 3.21) geübt.

Es wird polonaiseartig einzeln, zu zweit, zu viert, zu acht durch den Raum geschritten und wieder zurück. Beim Zurückgehen an der Seite des Raumes dürfen die Arme gesenkt werden. Das Schreiten wird dabei immer leichter, es stimmt fast euphorisch und vermittelt ein Gefühl, als könne man über Meere gehen. Die musikalische Begleitung hilft ganz wesentlich dabei.

Beim *Schreiten* wird der Fuß plantarflektiert von den Zehen her aufgesetzt und rollt danach zur Ferse hin ab. Beim *Gehen* setzen viele Menschen den Fuß von der Ferse her auf und rollen zu den Zehen hin ab.

Warum prägt diese Art des Schreitens die Grundstimmung der Übenden so entscheidend, daß eine Patientin schrieb: „Beim Schreiten wird die natürliche Wesensart in mir geweckt und ich kann mich frei entfalten."?

Ist es der Rhythmus, das federnde Abrollen und Wiederabheben des Fußes, die bis zum Kopf durchlaufende Auf- und Abbewegung, dazu die flügelförmige Armhaltung, die ab und zu neu angesetzt wird? Es muß eine integral stimulierende, phylogenetisch verankerte Bewegungsform des Menschen sein. Die harmonische Vollatembewegung stellt sich dabei auch ganz reflektorisch ein; sie ist ein großer Heilfaktor.

Abschließend kehren wir zur *Kreisaufstellung* zurück.

Wir „fügen", zur Kreismitte gehend, „etwas zusammen" (Abb. 3.48) und

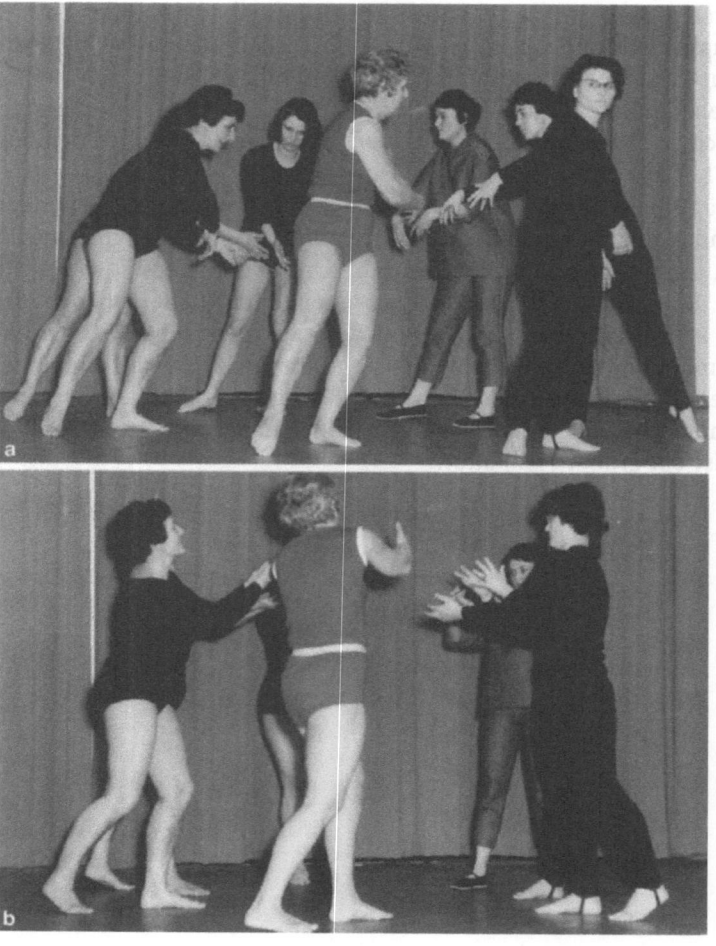

Abb. 3.48a, b. Etwas gemeinsam zusammenfügen, indem wir im Kreis aufeinander zugehen

- „heben Wertvolles in die Höhe" (Abb. 3.49);

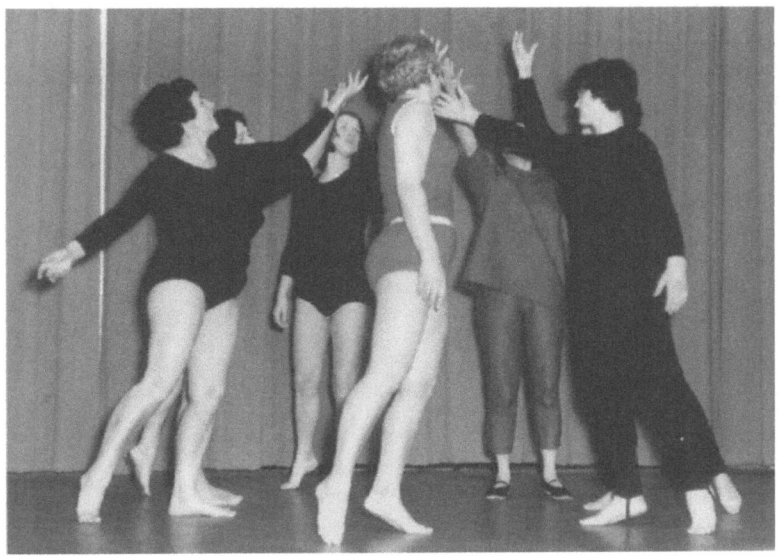

Abb. 3.49. In der Kreismitte etwas in die Höhe heben

108 Beispiel: eine Therapiestunde

- im Verschwanken aus der Schrittstellung in der Kreisaufstellung versuchen wir, einen *gemeinsamen Atemrhythmus* zu finden:
  - Zurückverschwanken beim Einatmen (Abb. 3.50) – dabei sollte keine Rumpfrückbeuge stattfinden,
  - Vorverschwanken und Arme hochstrecken beim Ausatmen, wie in Abb. 3.51 gezeigt.

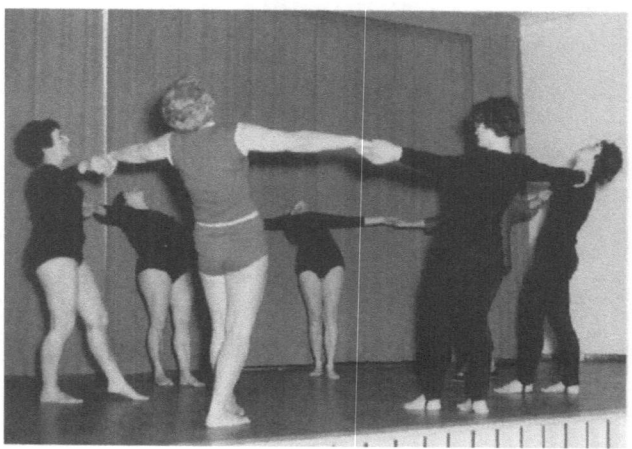

Abb. 3.50. Abschließendes atemrhythmisches Schwingen bei Handfassung in Kreisaufstellung. Zur Einatmung gehört die Rückverlagerung, zur Ausatmung die Vorverlagerung

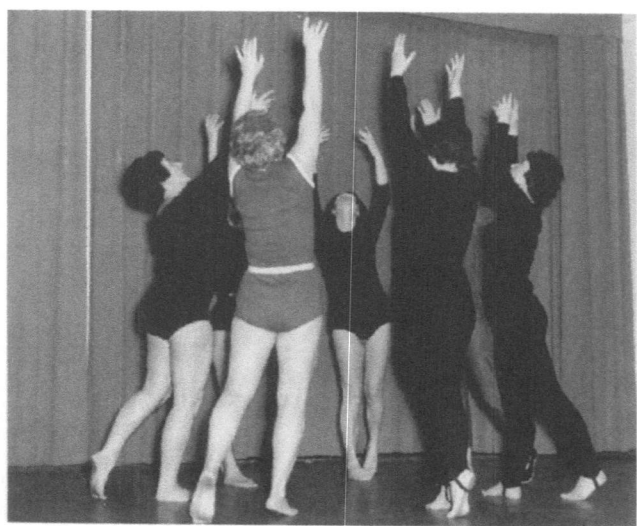

Abb. 3.51. Emporstrecken in Vorverlagerung, der Kreismitte entgegen

4 Die Arbeit der Tanzgruppe der Medizinischen Akademie Dresden: ein Bericht

Neben der therapeutischen Ausdrucksgymnastikgruppe hatten sich an der Medizinischen Akademie Dresden auch Studentinnen, Krankengymnastinnen, Schülerinnen der Krankengymnastikschule und einige Schwestern zu einer Tanzgruppe unter Leitung von Katharina Knauth zusammengefunden.

Ein wöchentliches gemeinsames Training mit Musikbegleitung fand statt, und es wurden Tanzgestaltungen zur Aufführung bei Festen und Feiern – meist Weihnachtsfeiern – vorbereitet. Die Gruppe traf sich aber auch zu sog. „Morgenfeiern" oder zum „Schautanzen" im Freien.

„Ein Tanzpoem um Licht und Schatten."

Die erste öffentliche Aufführung im Jahr 1958 im Festsaal der Medizinischen Fachschule der Medizinischen Akademie Dresden, ein Weihnachtsprogramm, stand unter diesem Motto.

Nach einem Begrüßungsgedicht, gesprochen von Katharina Knauth (Abb. 4.1), und der Vorstellung der Pianistin der Gruppe, Katharina Krafft (Abb. 4.2), wurde begonnen mit einer *„Hymne an das Licht"* nach Musik von Johann Sebastian Bach (Abb. 4.3).

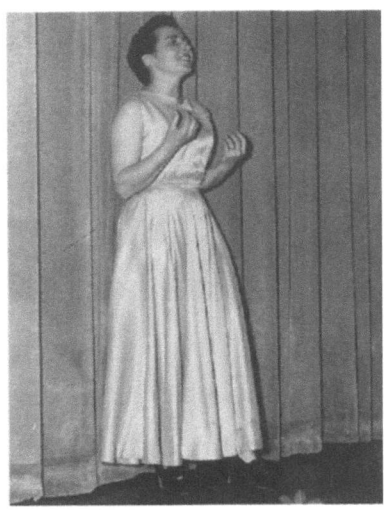

Abb. 4.1. Begrüßung durch Katharina Knauth

110 Die Arbeit der Tanzgruppe der Medizinischen Akademie Dresden: ein Bericht

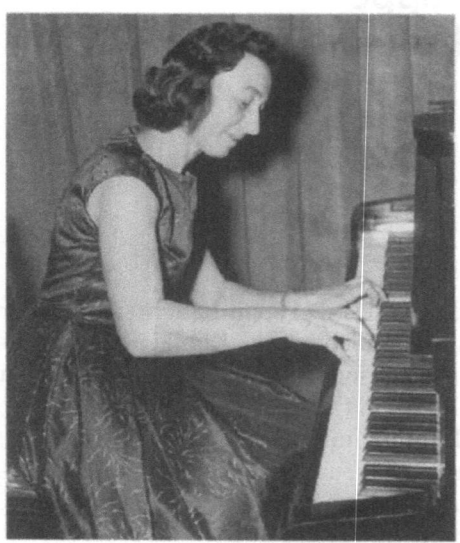

Abb. 4.2. Die Pianistin Katharina Krafft

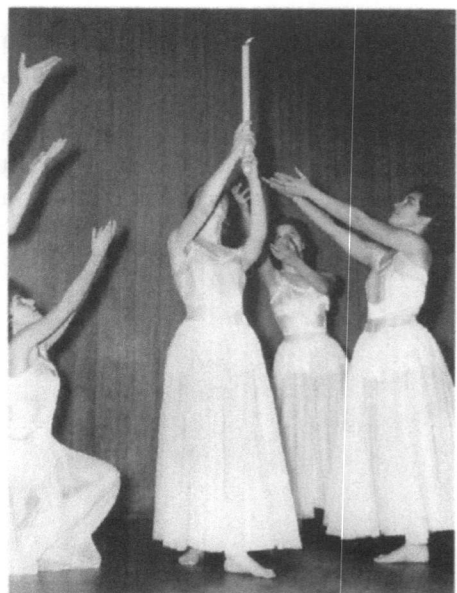

Abb. 4.3. Die Hände strecken sich dem Licht entgegen

Danach folgte ein Schreittanz: *„Gemeinsam schreiten Licht und Schatten"* (Abb. 4.4).

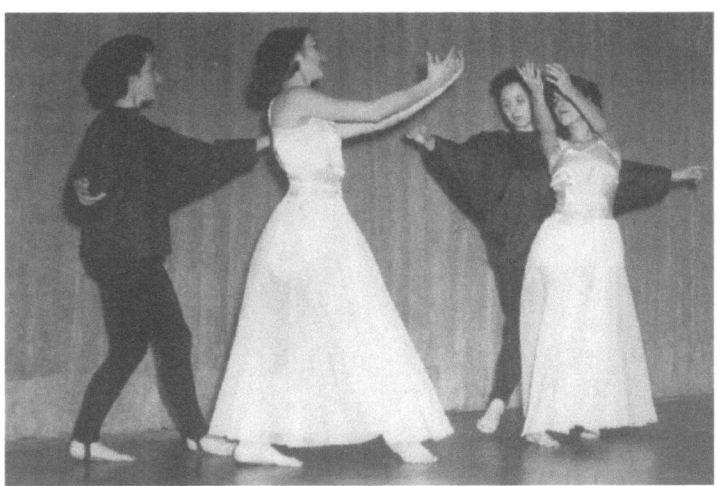

Abb. 4.4. Die Schattengestalten fügen sich harmonisch, wie beschützend, beim paarweisen Schreiten der Lichtgestalten zusammen

„Bangen um Licht" (Abb. 4.5) zeigte tänzerisch in einem Paartanz, wie das Licht verlöscht und Dunkel den Raum einnimmt; die musikalische Begleitung dazu war die „Kleine Romanze" von Robert Schumann.

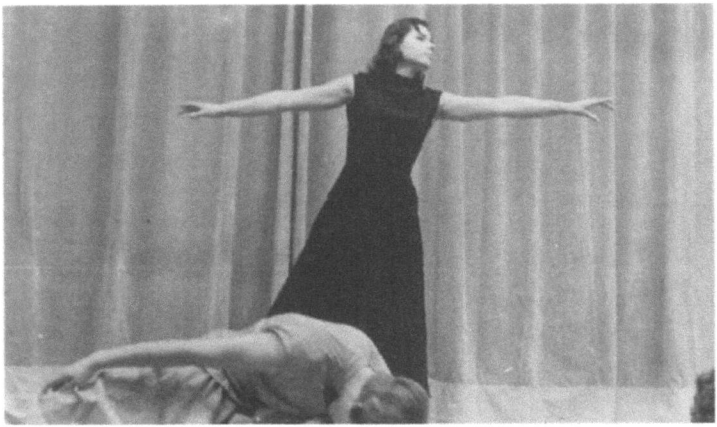

Abb. 4.5. Das Helle ist zu Boden gesunken, Schatten breitet sich aus

112 Die Arbeit der Tanzgruppe der Medizinischen Akademie Dresden: ein Bericht

Im „*Scherzo des Dunkels*" (Abb. 4.6) tanzten nur schwarze Gestalten. Viel war frei improvisiert – es wurde am Boden gekrochen, „gekuschelt", „auf krummen Wegen gekreist", gestöhnt.

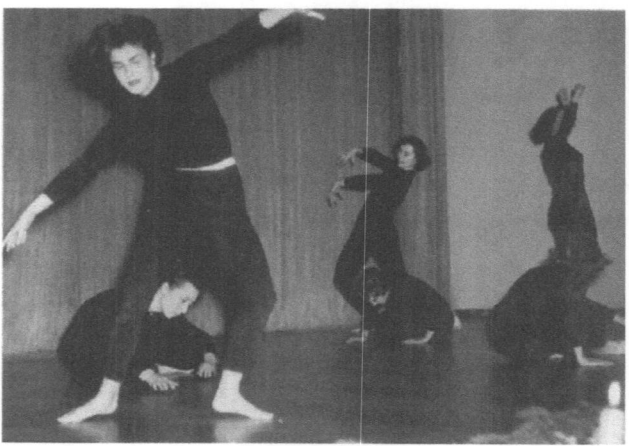

Abb. 4.6. Die Tanzenden geben ihrem Leid und ihrer Verzweiflung bei lichtlosem Dasein Ausdruck

In dem Tanz „*Drängende Kraft*" (Abb. 4.7a–c) wird ein „Gestalten aus dem Chaos" versucht.

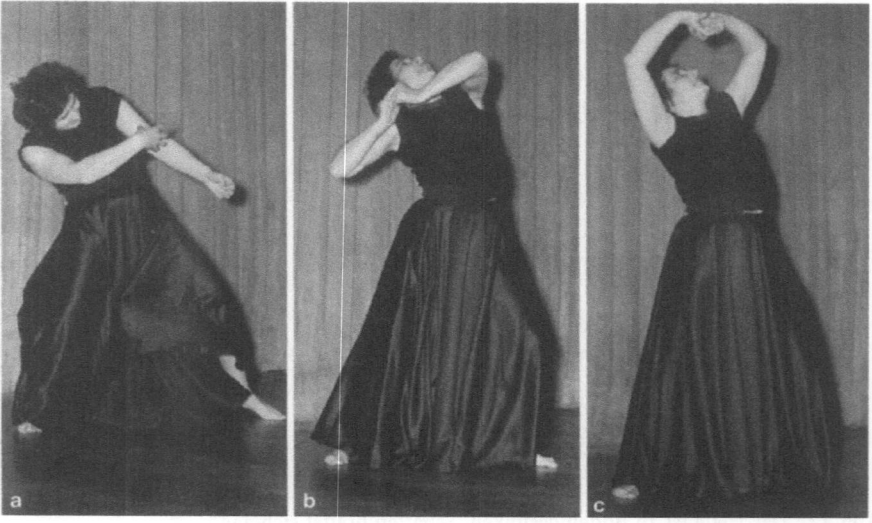

Abb. 4.7. a Aus dem Tanz „Drängende Kraft". Packen und Heranholen, was notwendig ist. **b** Sich mit Füßen und Ellenbogen gegen das Dunkle stemmen. **c** Die gefalteten Hände sind umgedreht, sie werden kraftvoll zum Himmel emporgestreckt

„*Und es erwacht das Licht*" (Abb. 4.8a, b) bringt eine neue Situation. Die Schattengestalten bilden anfangs eine Mauer; sie sind wie in Abb. 4.8a gezeigt, hoffnungslos und zurückgeneigt, sie nehmen den „Lichtboten" noch nicht wahr. In Abb. 4.8b sind sie dann dem Neuen gegenüber offen und freudig gestimmt.

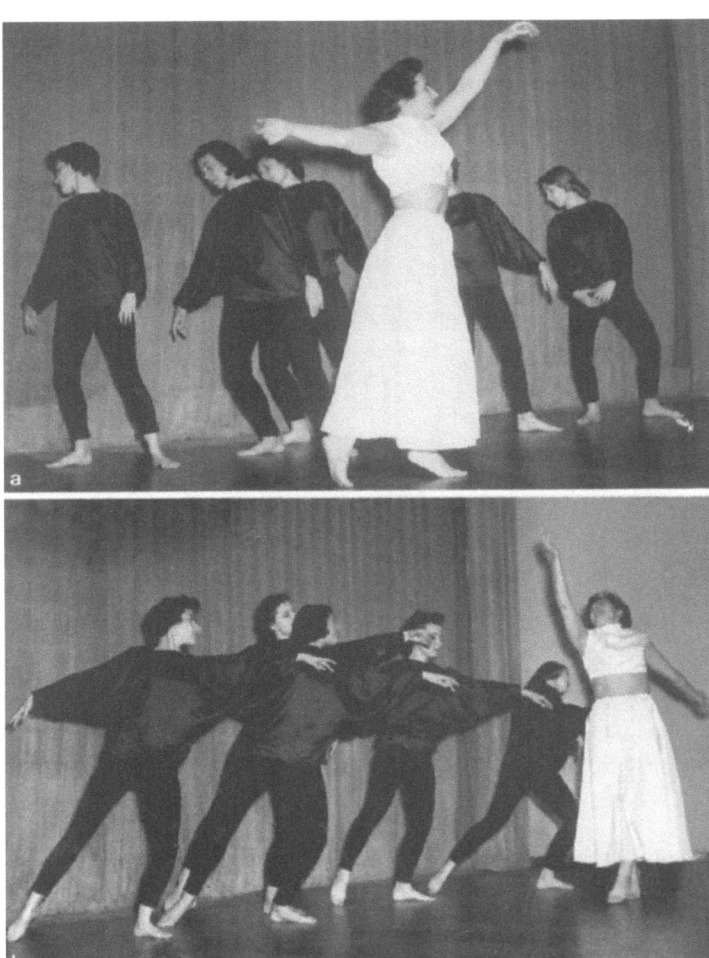

Abb. 4.8. a Die Schattengestalten bemerken das kommende Licht noch nicht. **b** Wahrnehmung und Sich-Hinneigen der Schattengestalten zum sich erhebenden Licht

Im „Tanzpoem um Licht und Schatten" geht es dann um Ausdrucksfindung für innere Wandlungen. Der Tanz *„Laßt uns vergessen!"* (Abb. 4.9 a–c) wurde paarweise in weißen und dunkleren Kleidern zu Musik von Kabalewski getanzt.

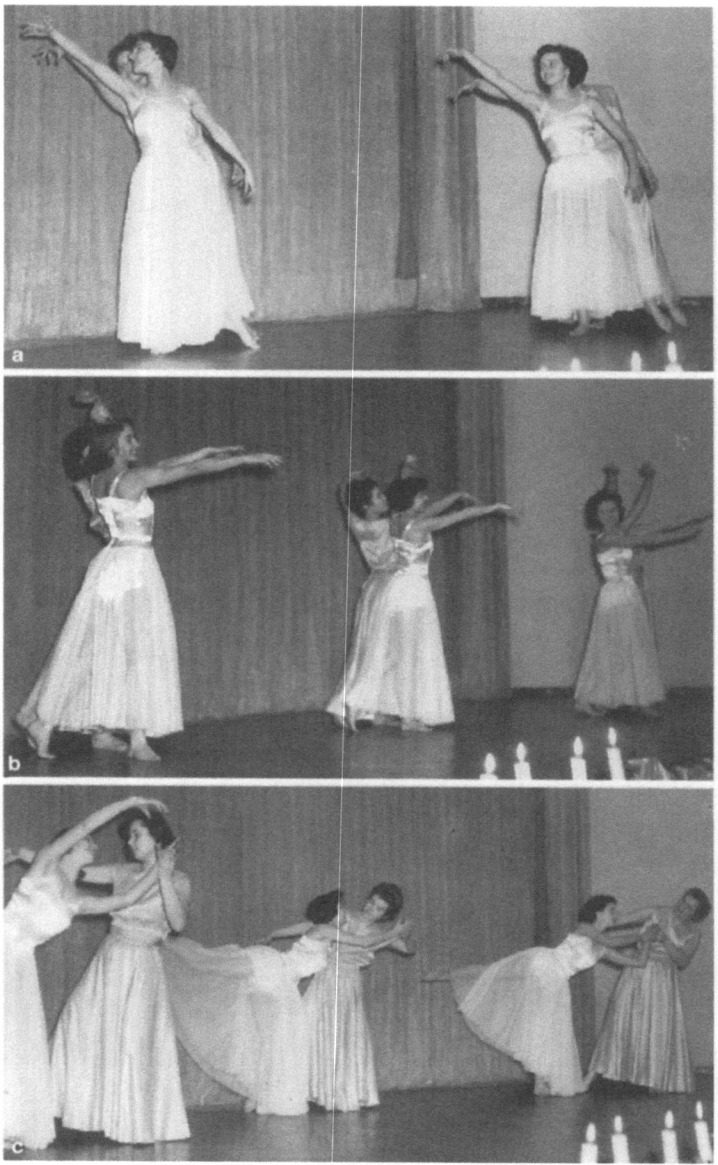

Abb. 4.9. **a** Aus dem Tanz „Laßt uns vergessen!": die Verwandlung der aufnehmenden in die ausgießende und absinkende Hand. **b** Gemeinsames Voranschreiten, den Weg erspürend. **c** In Partnerschaft geben und aufnehmen

Dabei wurde das Vergessen- und Verzeihenkönnen von den Tänzerinnen durch eine Bewegung der rechten Hand ausgedrückt. Die schalenförmig zur Seite gereichten Handflächen führten langsam und ganz bewußt eine Wendung aus, als würden sie Wasser zu Boden ausgießen. Diese Bewegung sollte einem gelösten Verzichtenkönnen entsprechen. Die Hände wurden dann in einer fast beschützenden Geste gleichsam in den Wind gehalten (Abb. 4.9a).

In Abb. 4.9b wird das paarweise zielstrebige Voranschreiten gezeigt. Die rechte Hand ist aber nicht gespannt vorgestreckt, sondern sie ist gelöst und erspürt mit den Fingerspitzen den Weg. Die Haltung des linken Arms zeigt Zurückhaltung und Selbstbesinnung an.

In Abb. 4.9c wird das Hinausdehnen der weißen Gestalt in die Weite und die Hilfe durch den dunkler gekleideten Partner beim Gleichgewichthalten gezeigt.

Die „Träumerei" von Robert Schumann wurde in dem Tanz *„Traum"* (Abb. 4.10) als Soloauftritt gestaltet.

„Erwachen in gleißendem Licht" schloß sich an in zur Musik passenden, schwingend durch den Raum getanzten Kreisen.

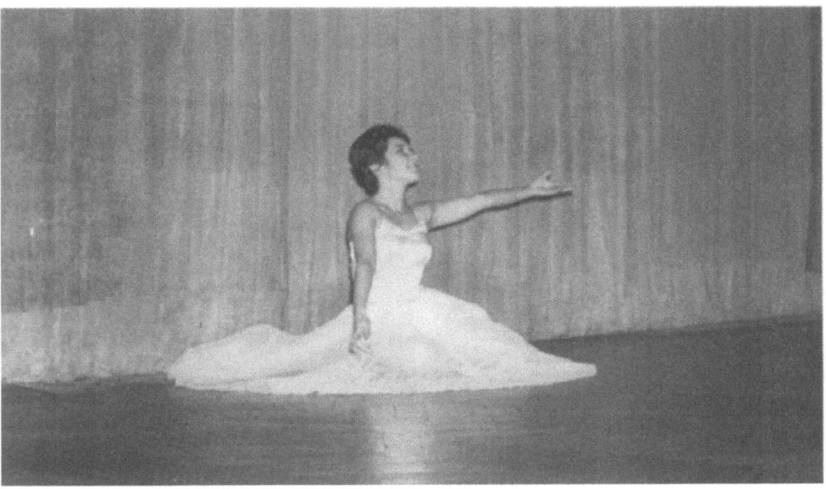

Abb. 4.10. Der Tanz „Traum" nach der Träumerei von Robert Schumann

„Ein Dom von Licht" (Abb. 4.11a–c): Das innere Streben nach Höhe und Nähe zum Licht wird von den Tänzern ganz nach eigenem Empfinden ausgedrückt. Es endet in andächtiger Versunkenheit, die vor allem durch Handgesten belebt wird.

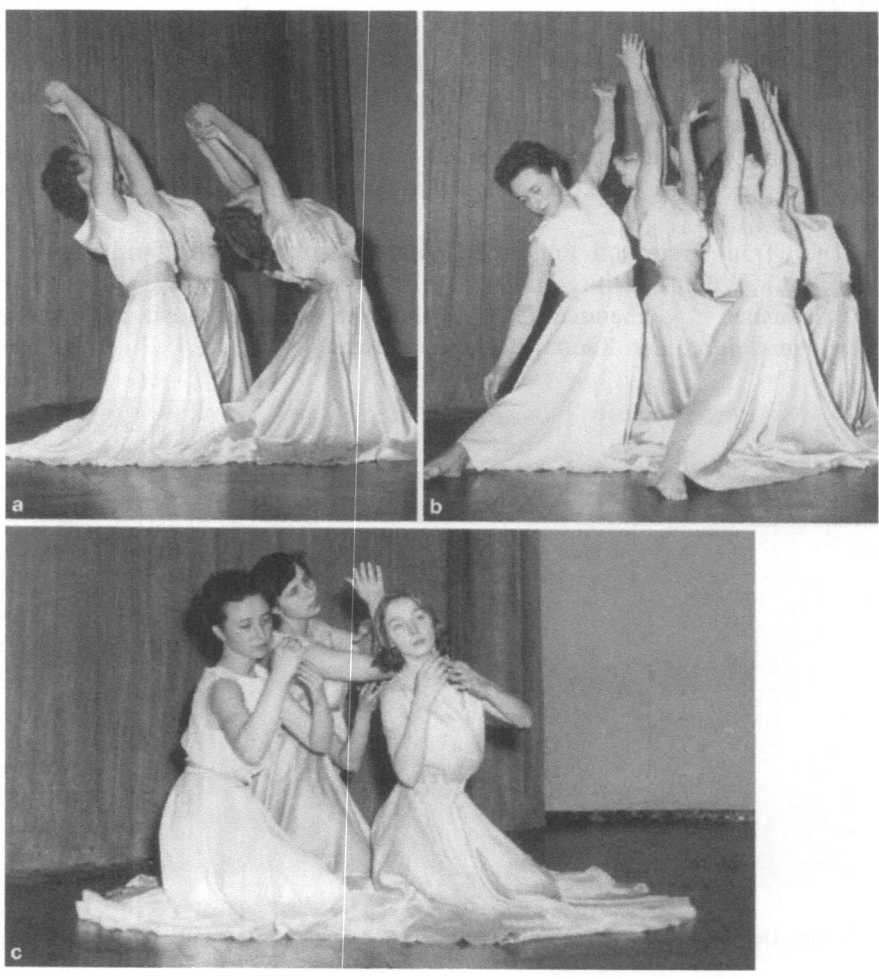

Abb. 4.11. a Ein „Dom von Licht", durch die Gruppe gestaltet. **b** Verbindung von Höhe und Tiefe suchend. **c** Versunkenheit im Dom von Licht

Den Abschluß bildete ein *„Jubeltanz der Lichtgestalten"* (Abb. 4.12a, b). Hier gaben sich die Tänzerinnen ihrer Freudenstimmung ganz hin.

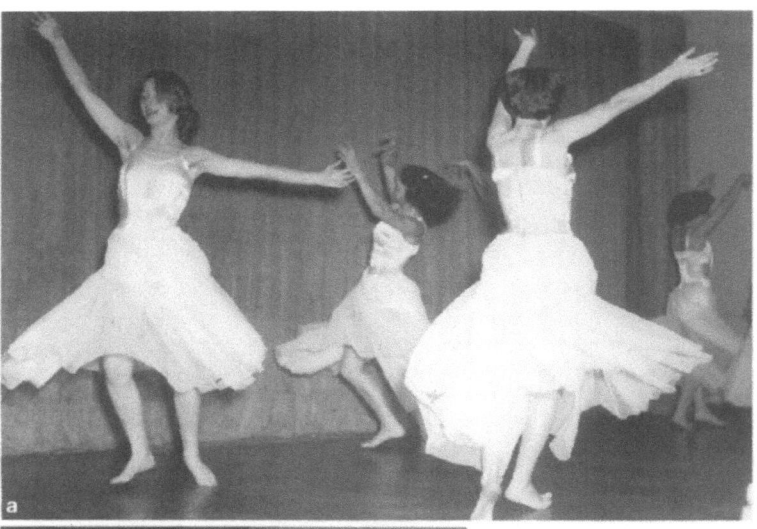

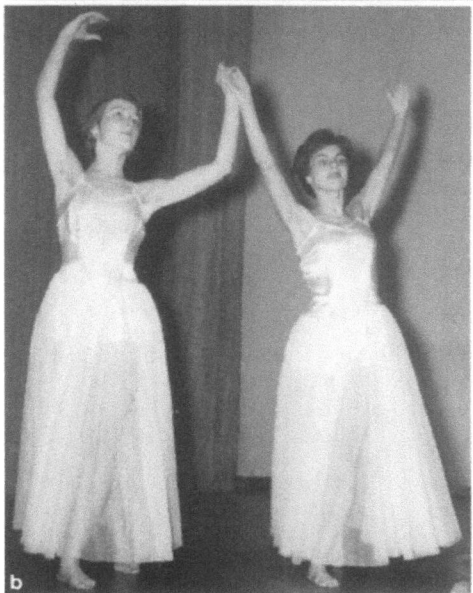

Abb. 4.12. a Improvisationen beim Tanz „Jubel". **b** Abschluß des jubelnden Tanzes

„Eine tänzerische Besinnung."

Unter diesem Motto stand das Weihnachtsfestspiel im Jahr 1959.

Den Auftakt bildete der Paartanz *„Weihnachtsglocken"* (Abb. 4.13). Der Aufruf zur festlichen Stimmung wurde durch Vor- und Rückverlagerungen beim gemeinsamen Schreiten und durch Schwingen der Arme bei aneinandergelegten Händen angedeutet.

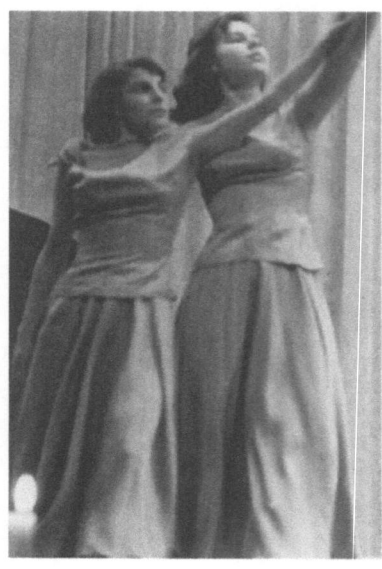

Abb. 4.13. Rufende Weihnachtsglocken, zum „Prélude" von Sergej Rachmaninoff getanzt

Die Aufführung bestand aus drei Teilen:
1. Begegnung mit dem Land der Farben
2. Begegnung mit dem Land der Rhythmen
3. Begegnung mit dem Land der Freude

1. Begegnung mit dem Land der Farben
Dazu gehörte der Gruppentanz „*Eine Christrose öffnet ihre Blätter*" (Abb. 4.14a, b).

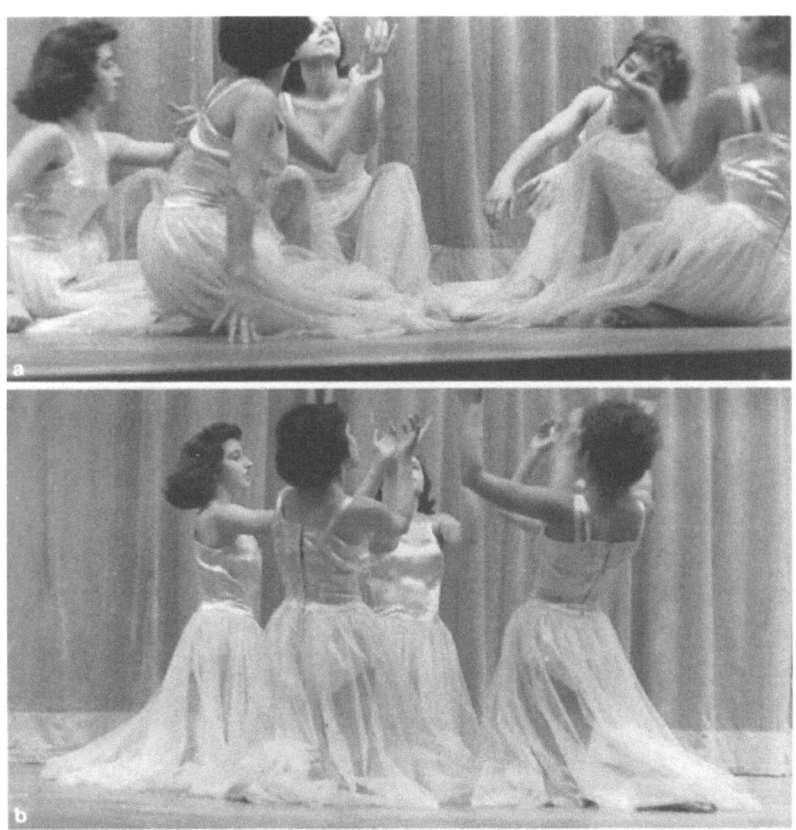

Abb. 4.14a, b. Die zarten Blütenblätter einer Christrose öffnen sich

In dem Tanz „*Das Gemälde*" (Abb. 4.15a–c) vertrat jede Person eine bestimmte Farbe. In ganz langsamen, individuell gestalteten Bewegungen wurde zum 1. Satz der „Mondscheinsonate" von Ludwig van Beethoven getanzt. „Hellblau", „Dunkelblau", „Dunkelgrün", „Zinnober" und „Weiß" malten an einem eindrucksvollen Bild.

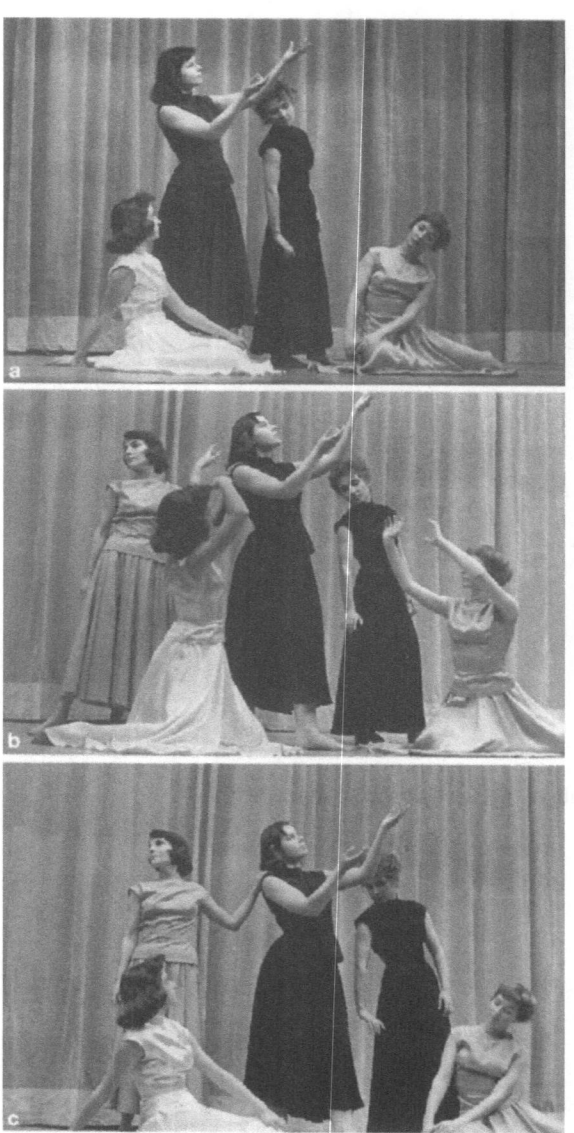

Abb. 4.15a–c. Ausschnitte aus dem Tanz „Das Gemälde"

Der Solotanz „*Die Flamme*" (Abb. 4.16) wurde temperamentvoll in leuchtendem Rot getanzt.

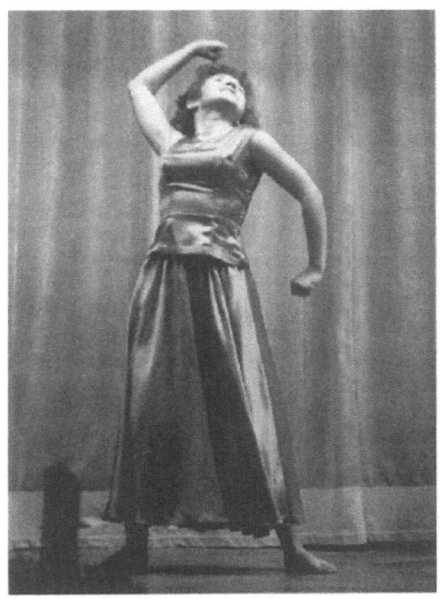

Abb. 4.16. Tanz „Die Flamme"

Weitere Tänze waren „*Ziehende Wolken am Abendhimmel*" und „*Wehende Winde*".
(Leider sind von diesen Aufführungen keine Fotos mehr vorhanden.)

2. Begegnung mit dem Land der Rhythmen
In diesem Teil des Programms wurden in vielfältiger und teilweise abgewandelter Form rhythmische Motive aus Werken von Carl Orff verwendet. Die Pianistin entwickelte auch eigene Kompositionen, die sinngemäß zu den tänzerischen Vorgaben paßten. (Leider sind auch davon keine Fotos mehr erhalten.)

3. Begegnung mit dem Land der Freude
Hier wurde begonnen mit einer tänzerischen Gestaltung, „*Zug der Zwerge*", nach der gleichnamigen Komposition von Eduard Grieg.

„*Die Weihnachtspyramide*" (Abb. 4.17a–g) drehte sich eindrucksvoll im Kreise nach dem Chanson „Hindu".

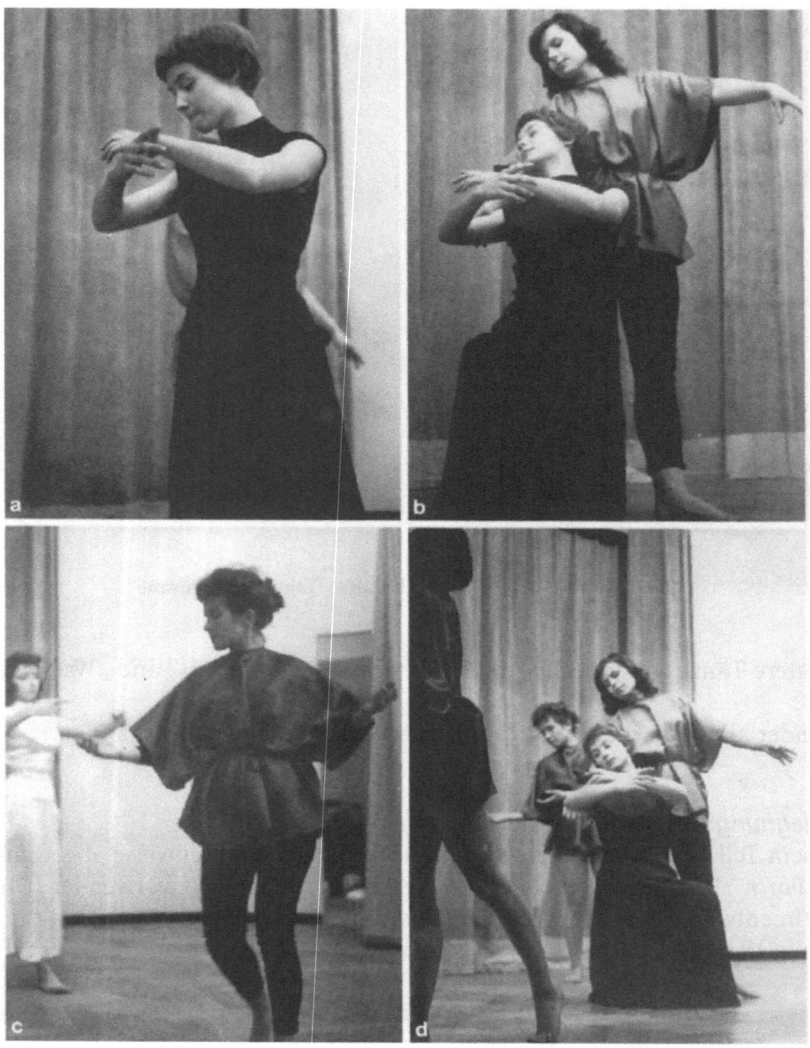

Abb. 4.17. a Maria, mit wiegender Armhaltung im Kreis der Weihnachtspyramide schreitend. b Maria und Joseph beim Tanz „Die Weihnachtspyramide". c Hirte und Engel beim Vorwärtsschreiten in der Weihnachtspyramide. d Maria, Joseph und zwei Hirten beim Tanz „Die Weihnachtspyramide".

Eine tänzerische Besinnung 123

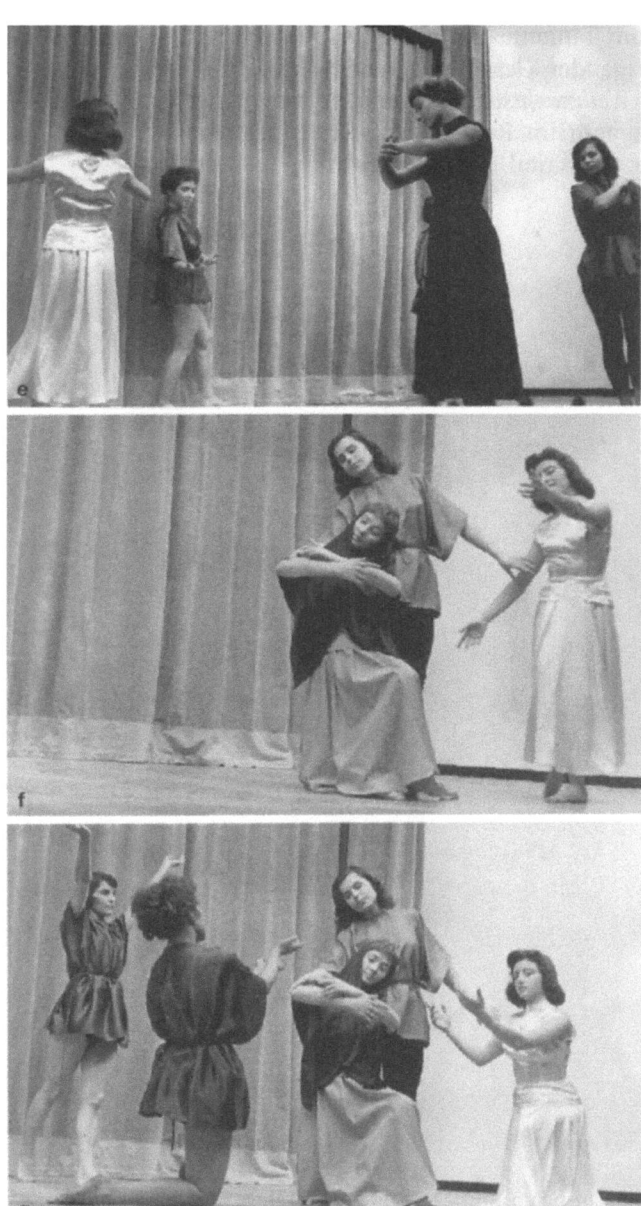

Abb. 4.17. e Schreiten im Kreis der Weihnachtspyramide. **f** Gruppenbild: Maria, Joseph und Engel. **g** Anbetung der Hirten vor dem Christkind

Das Lied „*O Tannenbaum*" (Abb. 4.18a, b), in einer alten Fassung gesungen, wurde anfangs vom Tannenbaum allein (Abb. 4.18a) und dann gemeinsam mit zwei lichtertragenden Gestalten getanzt (Abb. 4.18b).

Zu dem Lied „*Am Weihnachtsbaum die Lichte brennen...*" (Abb. 4.19a–c) stellte der Weihnachtsbaum im Reigen mit vier lichtertragenden Gestalten „Hingabe", „Emporwachsen" und „Weitwerden" dar.

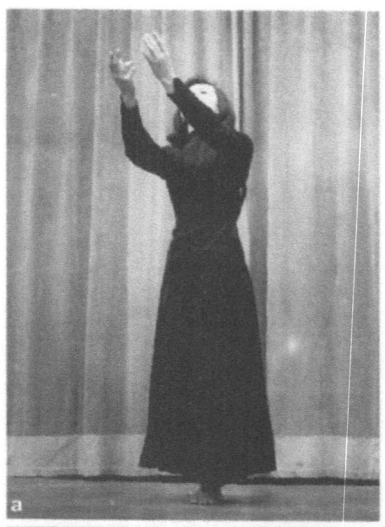

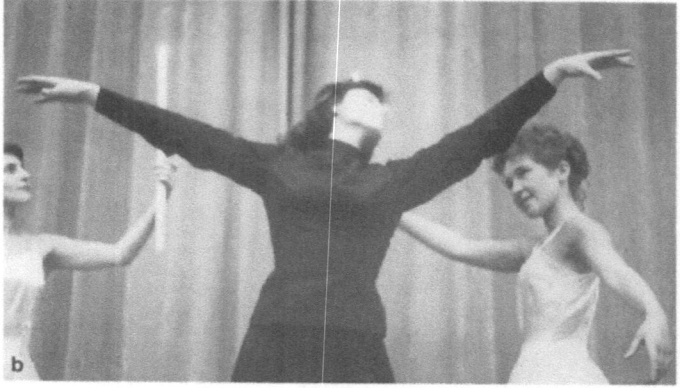

Abb. 4.18. a Tanz des Weihnachtsbaums. b Begrüßung des Weihnachtsbaumes mit großen Lichten

Eine tänzerische Besinnung 125

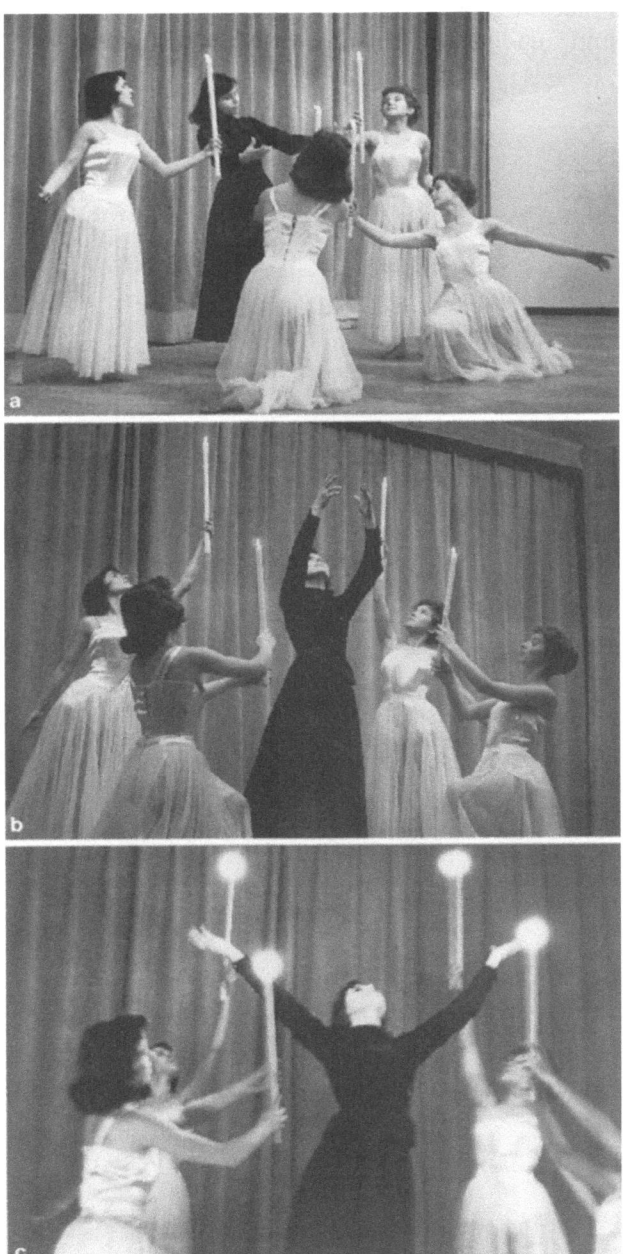

Abb. 4.19. **a** Huldigung und Annahme. **b** Das hohe Lied der Weihnachtsfreude. **c** „Am Weihnachtsbaum die Lichte brennen"

Den Abschluß bildete der „Tanz an die Freude" (Abb. 5.20a, b). Mit dem „Spanischen Tanz" von Moskovsky als musikalischer Begleitung wurde er in Sprüngen, Drehungen und freudigen Ausrufen ganz individuell gestaltet.

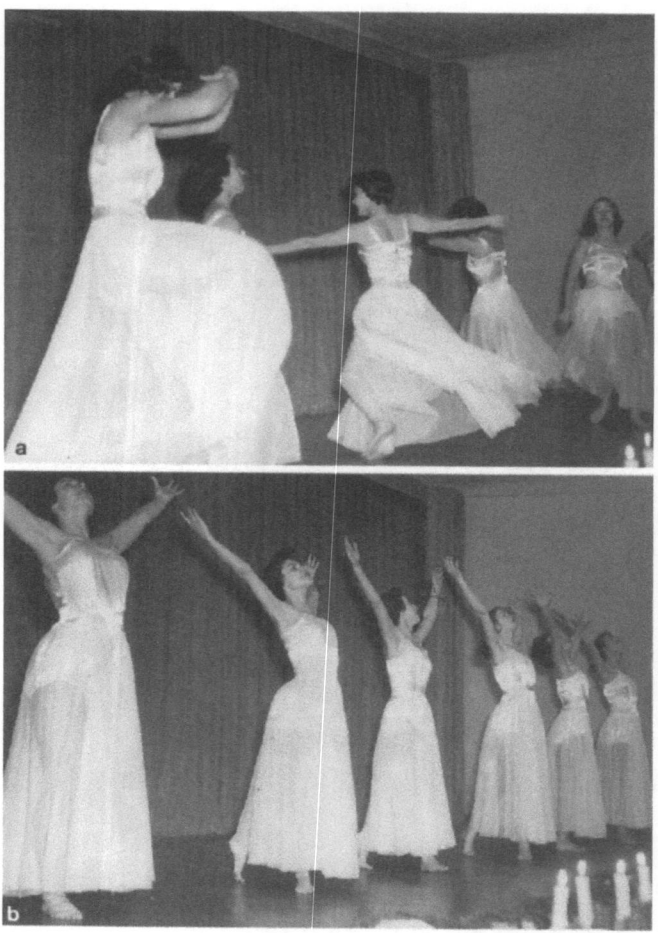

Abb. 4.20. a Freie Improvisationen beim Tanz an die Freude. b Abschließendes „Sich-Verströmen", Freude

5 Gedichte aus dem Tanzerleben

Katharina Knauth

Schreiten – nur schreiten

Der Körper streckt sich,
die Arme sind weit.
Im Becken ruht Kraft,
die Leiste fühlt den Raum, den Schritt.

Die Füße greifen den Boden
gleichmäßig, rhythmisch,
immer wieder, immer weiter.

Fuß sein und leben aus dem Boden.
Sand, Erde Wiesen, morgenduftendes Gras –
Kraft strömt von euch in den Körper.
Die Zehen tasten, die Fußsohle trinkt.

Wer kennt die Sprache des Fußes?
Lachen kann er und lächeln, trotzen und beten.
Hast du schon einmal dem Fuß gelauscht?

Ein schreitender Fuß hört nicht auf zu erzählen.
Auch das ist Weisheit, die Weisheit der Erde.

Gegenwärtig werden

Die Gedanken zurückziehen aus dem verfallenden Haus,
von der Arbeit, die noch nicht geschafft ist,
vom Leid der Nachbarn, zurückziehen die Sorge um das, was werden soll.

Gegenwärtig werden!
Im eigenen Körper leben,
mit offenen Augen allem begegnen, was entgegenkommt.
Sonst ist kein Unterschied,
ob ich vor hundert Jahren lebte oder heute,
wenn meine Sinne in den Dingen gefangen wären.

Da schreite ich
und halte meine Hände geöffnet,
daß sie deine Strahlen einfangen können,
wirkende Kraft.

Gegenwärtig werden!
Riechen, schmecken, sehen, hören, fühlen,
tanzen, singen, gestalten.

Unsere Sinne formen unser Schicksal.

Der Kreislauf des Lichtes

Atme die schützende Hülle,
du sonnenverbundenes Wesen!

Riechst du das Licht?
Es gleitet durch Nase und Augen zum Hinterkopf,
dann den Rücken hinab bis zum Boden,
vor der Brust steigt es wieder empor
und strahlt in geöffneten Händen zur Sonne,
von der es einst kam.

Atme die schützende Hülle,
du sonnenverbundenes Wesen!

Gelassenheit

Laß! Laß!
Was willst du greifen?
Laß reifen!

Laß Wasser fließen,
abfließen von dir.

Wolltest du Wasser bewahren?

Laß fließen,
wohin es will.
Laß.

Was zu dir gehört,
kommt von allein
und bleibt .

Zur Selbstverwirklichung

Nicht mehr die Schultern hochziehen,
sondern mit freier Brust atmen.
Haut, Finger, Glieder, Rücken
lauschend dehnen – und dann wieder einfangen:
es soll ein guter Tag werden.

Freiwerden von fremden Mustern;
im eigenen Bemühen,
im selbstempfundenen Rhythmus
schwingen, fühlen und gestalten.

Der blaue Himmel tut mir wohl.
Tanzen und Singen sind mir angenehm.
So werde ich es tun.
Die schalenförmigen Hände
dem Licht entgegenzustrecken
bringt Mut:
die Seele wird weit,
das Herz wird gut.

Strecke deine Finger aus

Strecke deine Finger aus
und gleite hinein
in die schützende Hülle.
Fühlend wirst du sie finden.

Strecke deine Finger aus
und empfange das Licht.
Strecke deine Zehen aus
und fühle dich wohl.

Am Lächeln deines Mundes
wirst du das Bild erkennen,
dem du Leben verleihen sollst.

Strecke deine Finger aus
und gleite hinein
in die vorgewebte Hülle.
Fühlend wirst du sie finden.

Die Reinheit kann täglich
neu erworben werden.
Die Faust wird sich öffnen.

Ganz langsam schreiten

Ganz langsam schreitend beten,
daß gütige Wesenheiten
uns in den Reigen der Vollendung
einbeziehen mögen;
damit das Leid vergeht
und Leben wächst.

Klage der Hände

Unruhig greifen sie
hierhin und dorthin.
Ihre Finger können sich kaum noch strecken,
so sind sie das Zupacken gewöhnt.

Wie war es denn,
als ich noch tanzte?

Da fühlten meine Hände wie meine Seele:
winkten, lockten,
spielten mit unsichtbaren Saiten der Lüfte,
wiegten sich mit im Rhythmus des Schoßes,
umschmiegten, verbanden, erlösten,
formten Gestalten,
lachten
und sprachen.

Heute halten die Hände
die Last meines Kopfes
und zucken dabei,
als müßten sie arbeiten.

Der Sinn fehlt
und die Freude,
mein Herz fehlt.

Finger

Der denkende Mensch bedarf gestreckter Finger.
Fingerspitzen sind Antennen,
Schulterblätter Flügel für das luftige Reich.

Zur Tat dann müssen sich die Finger beugen,
dadurch vernehmen sie die Stimme der Erde.

Finger, spürt die Stunde an,
führt auf rechter Bahn!

Klage und Hoffnung der fetten Leiber

Ja, so sind wir fetten Leiber:
wir sind tump und unbeweglich.
Zwischen Kopf und kalten Füßen
spüren wir nur Brust und Bauch.

Dieses Schwingen in den Hüften,
atmen in dem Taillenraum,
schmiegsam-biegsam tanzend leben
fehlt.
    Ach, könnten sie es auch.

  denn –

    wohl verdaut
    und schlank gebaut,
    lebt es sich gut.
    Da hat man Mut.

    Mit dickem Bauch
    lebt man zwar auch;
    doch schneller Schritt
    nimmts Herze mit.

    Im Sonnenland
    an Meeresstrand
    da raste ich
    und faste ich.

    Von Luft gebräunt,
    von Meer umschäumt,
    vom Laufen satt
    geht alles glatt.

    So wohl verdaut
    und schlank gebaut
    tanzt es sich gut:
    da hat man Mut.

Täglich gilt es, die Mitte zu suchen

Täglich gilt es, die Mitte zu suchen.

Das wirkt mehr als beider Hände Arbeit:
es erlöst vom Übel.

Ja, streckt euch, Finger!
Flügel, wachset aus den Schulterblättern!

Vielleicht erklingt das ersehnte Lied,
das Eingang in die Schöpfung findet.

Nach einer Enttäuschung

Ihr Augen, schließt euch!
Sinkt ab, ihr Schultern!
Kopf – gib nach!
Ausgeseufzt will der Atem sein.

Mag das Erlebte
wie Wasser über meine Haare
und über meinen Rücken hinweggleiten,
damit es zu Boden fällt.

Meine Rettung ist der gebeugte Nacken:
er schützt das Herz vor bösen Pfeilen.

Die Erde wird meine Not aufnehmen.
Sie versteht und verzeiht.

Wenn meine Stirn lange den Boden berührt hat,
werden meine Gedanken wieder rein und gut sein.

Erschöpft

Den Kopf geknickt,
mit krummen Knien,
den Körper an den Bändern aufgehängt –

schleiche ich nach Haus,
gähne und denke:

Wie komme ich aus mir heraus?

Aufrichten

Wie ein Baum
steigt aus der Hüfte
stolz mein Rumpf
und Kopf
empor.

Leisten, streckt euch,
Schultern, reckt euch,
Ohren, lauschet in die Lüfte!

Augen, trinket das Licht!

Entspannung in Rückenlage am Boden

Gib dich der Ruhe,
gib dich der Erde – ganz,
daß sie dich aufnehmen kann
wie ein schützender Schoß.
Je schwerer du wirst,
um so mehr Kraft wird sie dir geben.

Die Schultern sinken herab.
Der Hals wird schmal und lang.

In einem tiefen Tal liegen deine Arme,
eingebettet wie ein Fluß in die Erde.
Eine warme Quelle strömt hinab
bis zu den Fingerspitzen.
Wohlig warm werden die Finger.

Breiter wird der Rücken,
tiefer sinkst du hinab.

Auch die Beine finden eine Ruhestatt,
sie fallen – der Schwere folgend – nach außen.
Wohlig warm werden die Füße.

Gib dich der Ruhe,
gib dich der Erde ganz,
daß der Atem in dir frei werde.
Laß ihn kommen, laß ihn gehen, laß ihn ruhen.
Trägt er dich freundlichen Landen entgegen?
Du schaust sie hinter geschlossenen Lidern.
Dein Mund lächelt.

Dann hole dir die Sinne zurück für den Tag.
Schließe den Mut fest ein in die Faust,
atme tief und lange und blicke klar in die Ferne!

Kraft gab dir die Erde, Hoffnung der Atem.
Beides vereine zur Tat.

Die Sprache unserer Füße

Die Erde zu spüren, dafür sind wir da.

Wir greifen den Boden,
empfangen Weisung von ihm.
Von unserer Fußsohle aus wachsen Wurzeln ins Erdreich.
Sie geben uns Halt,
wenn der Kopf sich in die Lüfte erhebt
und die Arme sich zur Sonne hin ausbreiten.

So spricht der Fuß:
Er hebt die Zehen und denkt nach – vorsichtig, bedächtig.
Dabei atmet der Körper tief ein und hält dann den Atem an.
Nicht gleich beim Ausatmen senken sich die Zehen.
Sie schmiegen sich an den Boden:
Aha – so sollte es sein.
Nimm an, Mensch, nimm an.
Gib es der Erde weiter.

Sie bedarf deiner Füße.

So spricht der Fuß:
Viele Menschen meinen, gehen sei unsere wichtigste Tätigkeit.
Wie täuschen sie sich.
Wir können tanzen, wippen, schwingen, springen;
wir sagen Sand und Stein, warm und kalt,
gestreckt und eingekrallt, wohl und weh,
luftig, weich oder hart.
Wir balancieren!

Steckt uns nicht in enge Schuhe.

Tanzlied

Ja, über Stock und Stein
bis in sein Herz hinein,
bis in die tiefste Brust
spring ich vor Lust.

Schneller als Wirbelwind
dreh ich im Kreis geschwind.
Alles auf Schritt und Tritt
tanzt mit mir mit.

Ich zeig der ganzen Welt
wie sehr er mir gefällt,
lacht ja mein froher Mut:
Ich bin ihm gut!

Jubel

Kennst du das, wenn alle Sterne tanzen
und die Finger nach dem Leben schnipsen,
das wie Blütenkelche duftend um dich schwebt?

Kennst du jenes Schwingen,
das mit leichtem Zittern erst beginnend
in des Jubels Wirbel wild dich hebt?

Dann verklärend in die Wolken ziehen heißt
und lächelnd danken -.

Wenn die Liebe fehlt

Die Schritte werden härter,
wenn die Liebe fehlt.

Die Zähne beißen fester,
wenn die Liebe fehlt.

Der Geist denkt unerbittlich,
wenn die Liebe fehlt.

Das Herz weint unaufhörlich,
wenn die Liebe fehlt.

Atmen

Nur der tiefe Atem
reicht an jene Gründe,
die gleich Wiesen
mütterliche Kraft verströmen.

Atme ein, atme aus.
Langsamer noch, leiser noch.

Ein Atem, der dich selbst nicht erreicht,
ist kein Atem.
Wind ist er
oder Welle.

Zum Sein zu führen,
ist des Atmens Ziel.

Ein Dreh-Tanz

Die Augen schauen die Runde
hinter geschlossenen Lidern.
Gelöst ist der Mund.
Es fallen die Arme herab.
Schwer und tief durchflutet der Atem den Raum.

Noch sind die Füße gebannt.
Es schwingen Haupt und Schultern,
ein wenig auch der Schoß.

Rufst du mich, Himmel?
Rufst du mich, Erde?
So viele Stimmen höre ich
und weiß nicht – wohin.
Oh, jetzt sind es Chöre.
Jetzt wird es ein Lied.
Ich komme! Ich komme!

Tragt mich, ihr Wolken!
Rundet mich, ihr Kreise!
Wie wird mir?
Es fliehen die Arme, die Kräfte von mir.
Weiter – weiter!
Auf und nieder,
Himmel – Erde,
Leben – Tod,
alles – oder nichts?

Die Töne zerbrechen,
das Schwingen erstirbt.
Atem zerstößt die Luft.
Allein bin ich, wo?

Haltet ein Ziel fest, ihr Augen, seid stark!
Bezwingt diese Stürme!
Das Leben ruft.

Sturm auf dem Meer

Schlag zu – brandende, wogende Welle!
Spring auf – göttlicher Mut!

Schneller den Kreisel gedreht – rollendes Rad!
Heißer im Wirbel erfleht – weltschaffende Glut!

Entfesselte Welt?
Jubelgeschrei aller Kraft!

Trommeln die Fäuste auf steinerner Brust?
Schlagen die Zähne in teuflischer Lust?
Endlich erhebt sich der Nacken gleich Stahl.
Er trotzt den Gewalten, beendet die Qual.

Heimat – Hand

Wenn im Frühling die Hände sich öffnen
und im Sommer zur Schale sich fügen –
wird der Herbst die Frucht hineinlegen,
die uns im Winter beglückt.

Hand,
    hoffende,
    schaffende,
    schützende Hand:

            nimm,
           gib,
           bewahre!

An die Kunst

Ein tanzender Jüngling
auf den gesteilten Schwertern des Todes.
Und sie verletzen ihn nicht!

Als Knabe überkam ihn zuweilen die Angst,
er könnte entgleiten
und die funkelnde Klinge
würde sein Herz durchstoßen.

Aber heute, nachdem in bitteren Nächten
er so viele Tode durchlitten,
heute breiten die Schwerterspitzen
ihm einen Teppich.

Und er schreitet dahin –
über der Zeit
und über dem eigenen Schicksal
    ganz er selbst
      und ganz die Kunst,
die einzige,
die Seelen noch lösen kann
aus dem Bann der Welt.

Der Vollendete

Seht, wie er schreitet!

So trägt kein Sterblicher das Haupt,
so wägt kein Mensch der Glieder Gleichmaß ab.

Seht den Gott!

Gebirge heben sich aus leerem Raum
und stehen, wo er war.

Und wo er geht,
ist alle Welt nur Schoß,
der willig ihm gebar,
zeiten- und grenzenlos.

Freudentanz

Ich springe über Grenzen
und Mauern der Welt hinweg
mitten in ihr Herz.

Sieben mal springe ich –
bis alles klopft.

Ja, ich bin da!

Alles sei euch geschenkt,
mir bleibt nur Atem,
der meine Sinne lenkt.

Und schon will Berg und Tal
sich mir verströmen.
Alle durchlittene Qual
drängt zum Versöhnen.
Ach, ich vergaß sie längst,
weil ich jetzt tanze.

Küß mich, du dunkle Zeit,
daß ich dich hebe
aus dem verlorenen Licht
in neue Liebesglut.

Wie auch die Erde dampft:
Mensch, o sei gut!

Werfe ich die Arme zum Himmel empor,
sinkt mir der Kopf in den Nacken.

Weit wird der Mund,
will trinken, trinken
dich, Freude.

6 Literatur

Publikationen zur Ausdrucksgymnastik nach Knauth und Born

1953 Born H: Die Umkehrbarkeit psychosomatischer Abläufe als Grundlage für ein Prinzip allgemeiner Therapie. Ärztl Forsch 7 (1953) 23–31
1953 Born H: Der Umkehreffekt in der Ausdrucksmotorik als bedingter Reflex. Z ärztl Fortbild 47 (1953) 699–700
1955 Born H: Die Bedeutung der Ausdrucksphänomene für die Behandlung der Neurosen. Z Psychother med Psychol 5 (1955) 75–82
1957 Knauth K: Krankengymnastik in Gruppen mit Musikbegleitung. Heilberufe 9 (1957) 119–121
1957 Knauth K: Wie soll ich atmen? Wie soll ich mich bewegen?
1958 (Entspannung, Atmung und Bewegung zur Gesunderhaltung)
1959 4 Vorträge mit Demonstrationen von B. Reiners zur Ausdrucksgymnastik im Deutschen Hygiene-Museum in Dresden 1957, 1958, 1959. Unveröffentlicht
1965 Knauth K: Ausdrucksgymnastik im therapeutischen Einsatz. In: Zweite Zentrale Weiterbildungstagung der Krankengymnasten der DDR. Potsdam 133 (1965) 59–65
1966 Knauth K: Einführung in die Ausdrucksgymnastik. Vortrag mit Demonstrationen beim 5. Kongreß der Gesellschaft für Physiotherapie der DDR in Dresden, 1966. Unveröffentlicht
1967 Born H: Der Ausdruckscharakter der Bewegungen – Grundlage eines therapeutischen Prinzips. Vortrag beim Symposium: Probleme der Bewegungstherapie unter psychotherapeutischen Aspekten. Leipzig 1967. Unveröffentlicht
1967 Knauth K: Beobachtungen und Reflexionen aus der Praxis der Ausdrucksgymnastik. Vortrag mit Demonstrationen von B. Reiners beim Symposium: Probleme der Bewegungstherapie unter psychotherapeutischen Aspekten. Leipzig, 20.1.1967. Unveröffentlicht
1968 Born H: Ärztliche Hinweise zur Praxis mit Ausdrucksgymnastik. Vortrag vor Krankengymnasten des Bezirks Leipzig, 9.4.1968. Unveröffentlicht
1968 Knauth K: Aus der Praxis der Ausdrucksgymnastik. Vortrag mit Demonstrationen vor Krankengymnasten des Bezirks Leipzig, 9.4.1968. Unveröffentlicht
1968 Knauth K: Lehrgang in Ausdrucksgymnastik für Krankengymnasten des Bezirks Leipzig in der Orthopädischen Klinik der Universität Leipzig, 10.4.1968
1969 Born H: Die theoretischen Grundlagen der Ausdruckstherapie. Vortrag vor Krankengymnasten des Bezirks Dresden, 11.2.1969. Unveröffentlicht
1969 Knauth K: Lehrgang in Ausdrucksgymnastik für Krankengymnasten des Bezirks Dresden, 11.–14.2.1969

Zitierte und weiterführende Literatur

1. *Akademie der Künste der DDR* (Hrsg.) (1982) Positionen zur Vergangenheit und Gegenwart des modernen Tanzes. Berlin, Henschel
2. *Baldissera F* (1988) Der indische Tanz. Körpersprache in Vollendung. DuMont, Köln
3. *Becker H* (1990) Konzentrative Bewegungstherapie. Thieme, Stuttgart
4. *Bertelsmann K* (1975) Ausdrucksschulung, Klett, Stuttgart
5. *Bonnafont C* (1987) Die Botschaft der Körpersprache. (Übers. aus dem Französischen.) Bertelsmann, Berlin
6. *Brinkmann U* (1990) Kontaktimprovisation. Neue Bewegung im Tanz. Afra, Frankfurt/M.
7. *Diamond J* (1992) Die heilende Kraft der Emotionen. 6. Aufl. Verlag für Angewandte Kinesiologie, Freiburg i. Br.
8. *Carlblom J v* (1992) Tänzerische Bewegungserziehung in der Krankengymnastik: Ein Übungsbuch für Ausbildung und Praxis. G. Fischer, Stuttgart
9. *Douglas M* (1986) Ritual, Tabu und Körpersymbolik. Fischer, Frankfurt/M.
10. *Edel H, Knauth K* (1993) Atemtherapie. 5. Aufl. Ullstein Mosby, Berlin
10a. *Gadamer HG* (1979) Der Mensch ohne Hand oder Die Zerstörung der menschlichen Ganzheit. DTV, München
11. *Glaser V* (1990) Eutonie. Das Verhaltensmuster menschlichen Wohlbefindens. 3. Aufl. Haug, Heidelberg
12. *Gräff Ch* (1990) Konzentrative Bewegungstherapie in der Praxis. 2. Aufl. Hippokrates
13. *Jaques-Dalcroze E* (1922) Rhythmus, Musik und Erziehung. Schwabe, Basel
14. *Klages* (1982) Grundlegung der Wissenschaft vom Ausdruck. 10. Aufl. Bouvier, Bonn
15. *Knauth K* (1957) Krankengymnastik in Gruppen mit Musikbegleitung. Heilberufe 9: 119–121
16. *Knauth K* (1968) Ausdrucksgymnastik im therapeutischen Einsatz. In: Zweite zentrale Weiterbildungstagung der Krankengymnasten der DDR. Potsdam 133: 59–65
17. *Knauth K* (1974) Beiträge zur Arbeitskultur aus krankengymnastischer Sicht. Dt Gesundh-Wesen 29: 1766–1769
18. *Knauth K, Reiners B, Huhn R* (1991) Physiotherapeutisches Rezeptierbuch. 5. Aufl. Verlag Gesundheit, Berlin und Steinkopff, Darmstadt
19. *Knauth K* (1992) Funktionsverbessernde Übungen in der Physiotherapie. Ullstein Mosby, Berlin
20. *Laban R v* (1981) Der moderne Ausdruckstanz in der Erziehung. 2. Aufl. Heinrichshofen, Wilhelmshaven
21. *Laban R v* (1988) Kunst der Bewegung. Heinrichshofen-Bücher, Noetzel, Wilhelmshaven
22. *Landau H-M* (1990) Meditatives Tanzen. Kreuz, Stuttgart
23. *Lander HM, Lohner MR* (1990) Meditatives Tanzen. Kreuz-Verlag, Stuttgart
24. *Liechtenhan R* (1983) Vom Tanz zum Ballett. Belser, Stuttgart Zürich
25. *Loesch I* (1990) Mit Leib und Seele. Erlebte Vergangenheit des Ausdruckstanzes. Henschel, Berlin
26. *Maak R* (1975) Tanz in Hamburg: von Mary Wigman bis John Neumeier/Rudolf Maak. Christians, Hamburg
27. *Meller N* (1987) Die Betrachtung des Körpers in der chinesischen Bewegungslehre am Beispiel des T'ai Chi Ch'uan. Krankengymnastik 39: 564–572
28. *Müller H* (1986) Die Begründung des Ausdruckstanzes durch Mary Wigman. Dissertation der Philosophischen Fakultät der Universität Köln
29. *Müller H* (1987) Mary Wigman. Leben und Werk der großen Tänzerin. 2. Aufl. Quadriga, Berlin
30. *Neumeier J* (1980) Traumwege. Christians, Hamburg
31. *Onori P* (1988) Sprechende Körper: Capoeira, ein afrobrasilianischer Kampftanz. Edition Dia, St. Gallen Köln
32. *Petermann K* (1966) Tanzbibliographien. Bibliographisches Institut, Leipzig

33. *Perrottet C* (1988) Ausdruck in Bewegung und Tanz. Ein Handbuch der Bewegungs- und Tanzerziehung auf der Grundlage der Konzepte Rudolf von Labans. 2. durchges. u. erw. Aufl. Haupt, Bern Stuttgart
34. *Rebling E* (1984) Ballett A–Z. Henschel, Berlin
35. *Reiners B* (1969) Ausdrucksgymnastik. Beiträge zur Einschätzung und zum therapeutischen Einsatz der Ausdrucksgymnastik und ihrer Entwicklungsmöglichkeiten. Dissertation an der Medizinischen Akademie Dresden
36. *Said-Locke R* (1989) Von innen nach außen. Ecopan, Witzenhausen
37. *Schimmel H* (1981) Der Tanz im Wandel der Zeiten und die neue Kunst der Eurythmie. 4. überarb. Aufl. Gauke, Hann.-Münden
38. *Schmalzl M* (1984) Tai Chi Chuan – Das chinesische Schattenboxen – Ein Weg zu natürlicher Gesundheit. Krankengymnastik 36: 491–501
39. *Schmidt J* (1992) Tanztheater in Deutschland. Propyläen, Frankfurt/Main
40. *Schneider O* (1985) Tanzlexikon. Schott, Mainz London
41. *Schönberger F* (1991) Wie Bewegung Bedeutung gewinnen kann. „Konzentratives Bewegungshandeln" mit Miriam Goldberg. Krankengymnastik 43: 43–54
42. *Schoop T* (1981) Komm und tanz mit mir! (Übers. aus dem Engl.: Won't you joint the Dance) Musikhaus Pan, Zürich
43. *Soltmann M-L* (1989) Im Kreis um die kosmische Mitte: meditatives Tanzen. Bauer, Freiburg i. Br.
44. *Sorell W* (1983) Aspekte des Tanzes. Gestern, heute und morgen. Heinrichshofen, Wilhelmshaven
45. *Sorell W* (1969) Knaurs Buch vom Tanz. Der Tanz durch die Jahrhunderte. Knaur Nachfolger, München Zürich
46. *Sriram A* (1989) Lotosblüten öffnen sich: indischer Tempeltanz: ein Weg zur Selbstentfaltung. Kösel, München
47. *Stolze H* (Hrsg.) (1969) Die Konzentrative Bewegungstherapie. Grundlagen und Erfahrungen. 2. Aufl. Springer, Berlin
48. *Tischler B* (1990) Einfach tanzen... Tanzideen für die pädagogische und sonderpädagogische Praxis. Balsies, Kiel
49. *Veit W* (1985) Eurythmie: Else Klink, ihr Wirken in einer neuen Bühnenkunst. Urachhaus, Stuttgart
50. *Wigman M* (1984) Tanz – leise, zärtlich, heftig, wild. Reclam, Leipzig
51. *Wigman M* (1986) Die Sprache des Tanzes. 2. Aufl. Battenberg, München
52. *Wolgina L, Pietzsch U* (1980) Die Welt des Tanzes in Selbstzeugnissen. 20. Jahrhundert. Henschel, Berlin
53. *Wilda-Kiesel A* (1987) Gymnastik. In: Cordes J, Uibe P, Zeibig B (Hrsg.): Physiotherapie. Volk und Gesundheit, Berlin
54. *Wosien M-G* (1988) Sakraler Tanz: der Reigen im Jahreskreis. Tanzbeispiele mit Tonkassette. Kösel, München
55. *Zorn FA* (1982) Grammatik der Tanzkunst. Olms, Hildesheim
56. *Zimmer R* (1988) Spielformen des Tanzes. Modernes Lernen, Dortmund

Sachwortverzeichnis

Arbeitsbewegungen 94
Atem 135, 136, 138, 139
Atembewegung 7, 105, 138
Atemrhythmus, gemeinsam finden 108
Atme die schützende Hülle 128
Aufrichten 134
Aufschreien ohne Lautbildung 50, 100
Ausbruch 27
Ausdrucksbewegungen des Fußes 9 ff.
Ausdrucksgymnastik, Charakterisierung 3 ff.
- Definition und Methode 3
- einweisende Institutionen 15
- Ergebnisse von Behandlungsserien 15 ff.
- Fragebogenaktion - Auswertung 15 ff.
- Kontraindikationen 20
- praktisches Vorgehen 5, 7
- Themenpläne 13 f.
- Verordnungsdiagnosen 15
- Wirkungsweise 4
Ausdruckstanz, Charakterisierung 21 ff.
- Glossar 22
Ausgangsstellung Einbein-Kniestand 84
- - Ausrichtung nach höchsten Prinzipien 85
- - der Ellenbogen stemmt nach vorn 85
- - entscheiden, was vorn, was hinten liegen soll 52, 86
- - Lassoschwingen 84, 85
- - sich der Höhe und Weite öffnen 48, 84
- - sich sehnsuchtsvoll nach vorn verlagern 49, 84
Ausgangsstellung, halbsitzende 47, 77-82
- - abwehrende Gebärde 80
- - Hand, wellenförmige Bewegungen 78
- - sich aufrichten 81, 119
- - sich nach vorn verströmen 81
Ausgangsstellung, Schneidersitz 82
- - abwehrende Handgeste 83
- - Auslockern der Handgelenke 83
- - Einkehr halten 82
- - Handgesten nach eigenen Wünschen 83
- - mit Fingerspitzen zum Boden tippen 82

- Seitlage 77
- - - abwehrende Gebärde mit Hand und Fuß 80
- Stand, Füße durcharbeiten 86

Beckenbeweglichkeitsübungen 99
Begegnung zwischen Händen und Füßen 54 f., 98
Bildung der Sinne 1 f.

Drehen 74 f., 137, 139, 140
- Regeln beim 75
Drehungen 35 ff., 126
Drohgebärde 95

Emporstrecken 108
Ent- und Halbbelastung, Übungsanregungen 45-52
- Blick erheben 45
- - und Hand öffnen 45
- demütiges Sich-Beugen 47, 82
- Hand als Schale reichen 47
- Knie-Fuß-Stand, Einkehr halten 48
- - den Raum trennen, zerteilen 52, 86
- - Drohgebärde 51
- - einen Entschluß fassen 51
- - sich dem Licht öffnen 48, 84
- - Sehnsucht 49, 84
- - Spiel der Hände im Wind 49
- sich befreien in tonlosem Aufschreien 50
- Weite und Höhe empfinden 46, 81
Entspannung 135
Entspannungstraining 39 ff., 77

Finger, gestreckte 131, 133
Freudenstimmung 117
Fuß 7, 127, 136
- Ausdrucksbewegungen 9 ff.

Gangarten 27f., 37, 71f., 86ff.
Gewichtsübertragung 29
Gleiten 27, 38
Glossar, Moderner Tanz 22f.
Grundübungen im Stehen und in Fortbewegung 53ff.
- Abstoßen mit Ferse und Handwurzel 71, 95
- beschützende Armhaltung 57, 90
- Beziehung Handrücken zu Handrücken 55
- Beziehung Innenhand zu Innenhand, Hand zu Fuß 54f., 98
- die Stimme der Vernunft hören 64, 91
- - des Herzens vernehmen 63
- Durchspannen und sich aufstrecken 76, 126
- dynamischer Atem 76
- eine neue Betrachtungsweise gewinnen 64
- ein Kind in den Armen wiegen 59, 122, 123
- entspanntes, nach vorn gesunkenes Vorwärtsgehen 62, 101
- Finden und vom Boden aufheben 58, 90
- Finger schnipsen vor Freude 70, 137
- Fliegen 73, 124
- Flucht 72
- Geste der Selbstfindung 67, 104
- Geste des Umfassens 60
- Hand als fallendes Blatt 57, 92
- Handgeste - gute Wünsche 60
- Handgeste - Öffnen der Blumenblätter 68, 119
- heranholen und heranziehen 53, 94, 112
- heranlockende Hände 53
- „Ihr könnt mir den Buckel hinunterrutschen" 71
- klärendes Gespräch der Finger 66f.
- Pfeil und Bogen sein 69, 94
- rückschwingen und vorspringen 75
- Schrittsprünge 73
- Schweben 27, 73
- Seitschwingen 56, 92, 114
- sich drehen 35ff., 74f., 126, 137, 139, 140
- sich durchsetzen 68f., 94, 112, 121
- sich zurückziehen 65
- springen 75f.
- Vergnügtsein, Grotesken 70f., 117, 126
- verzichten 58, 102f.
- Vibrato 28, 74
- vorandrängendes Laufen 72
- vorangehen, fröhlich 71
- Voranhüpfen 71, 93
- Voranspüren, sich ziehen lassen 61

- Vorwärtsgehen, mit den Händen durch Wasser streichen 63
- Vorwärtsschreiten, die Waage 62
- - und Schale tragen 59, 89
- Zehen schnipsen Sand weg 70, 100
- zielstrebiges Vorwärtsschreiten 61, 88
Grundstimmung 105
- einer Fortbewegung 86

Handgesten 116
- abwehrende 65f., 80, 95
- - mit Rückwärtsschreiten 96
- Faust schließen 51, 60, 72, 94, 95, 135
- Finger schnipsen 70, 137
- Hände kraftvoll zum Himmel gestreckt 112
- schalenförmige Hände 47, 59, 62, 89
- schützende 57, 90, 140
Hand, Heimat 140
Hände, Klage der 131
Heranholen, heranziehen 53, 94, 112
Hüpfen 71, 93
- mit passenden Armgesten 94

Improvisationen 27, 35-38, 117

Jazz Dance 22

Kreisaufstellung 106ff.
- atemrhythmisches Schwingen 108
- Emporstrecken in Vorverlagerung 108
- etwas gemeinsam zusammenfügen 106
- Verschwanken in Schrittstellung 108
- Wertvolles in die Höhe heben 107
„Klein-Paris-Übungen" 99
Konzertieren mit Stimme, Körperbewegungen und Schlaginstrumenten 34
Kultur des Tanzes, Ziele 1
Kurven gehen 28, 38

Lieblingsübung im Alleingang 101

Musikbegleitung 2, 3, 18, 44
Partnerschaft: geben und aufnehmen 114
phylogenetisch verankerte Bewegungsform 60, 105
Postmodern Dance 23

Raum als Thema 28
Raumgestaltung 5
Rhythmische Gymnastik 24
Rhythmus 5, 105, 129
- der Bewegung 7, 86
Rhythmusübungen 30 ff.
Rückwärtsgehen, Arme frei nach hinten schwingen 102
- verzichten-können 103
Rückwärtsschreiten, abwehrende Handgesten 96

Schreiten 141
- ganz langsam 130
- Hände geöffnet 128
- im Kreise 123
- mit weiter Armhaltung 6, 87, 105
- Vorübung 87
Schrittführung beim Sechs-Schritt-Kreis 37
Schweben 27, 37
Schwingen 56, 84, 85, 92, 93, 137
- atemrhythmisch 108
- in den Hüften 99, 132
Sich durchsetzen 69, 94
- - Bogenspannung der Arme 69, 94
- Verströmen 126
Sinusförmige Bewegungsformen und -rhythmen 8
Spannung als Thema 28
Sprechende Bewegung als Thema 28
Sprechübungen 30 ff.
Springen 73, 76, 137
Stemmen mit Füßen und Ellenbogen 68, 69, 94, 112
Stilrichtungen des Modernen Tanzes, Glossar 22 f.

Tänzerische Improvisationen, Anleitung 35 ff.
- - Drehen und Ausklingenlassen 36 f.
- - Gangarten 37
- - Kreisbewegungen und Ausklingenlassen 35
Taktierübungen 32
Tanzbewegung, Ziele 21
Tanzerleben, Gedichte aus dem 127–142
- - An die Kunst 141
- - Atmen 138
- - Aufrichten 134
- - Der Kreislauf des Lichtes 128
- - Der Vollendete 141
- - Die Sprache unserer Füße 136
- - Ein Dreh-Tanz 139

- - Entspannung in Rückenlage am Boden 135
- - Erschöpft 134
- - Finger 131
- - Freudentanz 142
- - Ganz langsam schreiten 130
- - Gegenwärtig werden 128
- - Gelassenheit 129
- - Heimat-Hand 140
- - Jubel 137
- - Klage der Hände 131
- - - und Hoffnung der fetten Leiber 132
- - Nach einer Enttäuschung 133
- - Schreiten - nur Schreiten 127
- - Strecke deine Finger aus 130
- - Sturm auf dem Meer 140
- - Täglich gilt es, die Mitte zu suchen 133
- - Tanzlied 137
- - Wenn die Liebe fehlt 138
- - Zur Selbstverwirklichung 129
Tanzgruppe der Medizinischen Akademie Dresden, Bericht 109–126
Tanztherapie 23
Therapeutische Wirkungen auf Affektivität 19
- - - das Allgemeinbefinden 19
- - - Emotionalität 19
- - - Grundstimmung 19
- - - die Leistungsfähigkeit 20
- - - - Persönlichkeitsdynamik 19
- - - Motivation 19
- - - spezielle Beschwerdebilder 20
- - psychische Auswirkungen 18 f.

Verbindung der Körperteile zueinander üben 54, 55, 98
Verlagerungen 29, 118
Verschwingen, seitlich 57, 92
Verzichten 58, 102, 103, 115
Vibrato 28, 74, 88
Vollatembewegung 105
Vorwärtslaufen, etwas hinter sich herziehen 97
Voranschreiten, gemeinsam 114
- federnd, weitausgreifend 93
- zielstrebig 61, 88, 114, 115
Vorwärtsgehen, entspanntes 62, 101
- beim Nachdenken den abgesunken Kopf schützen 64, 91
- ein Arm in die Weite, der andere vor der Brust 91
- ein „frierendes Vögelchen" in den Händen halten 90
- etwas am Boden liegendes aufheben und weitertragen 58, 90

– Hände zur Schale geformt 59, 62, 89
– Handflächen wollen beschützen 90
Vorwärtsschreiten mit weiter Armhaltung, Grundübung 87, 105
– mit verschiedenen Armgesten 88–91
– Schale dem Himmel anbieten 89
– Selbst- und Mittefindung 67, 104
– Wand zur Seite hin wegstemmen 97
– zielstrebig 61, 88

Wahrnehmungs- und Empfindungsfähigkeit 4, 12
„Wasser von sich abfließen lassen" 62, 101, 129, 133
wiegende Armhaltung 38, 122 f.
Wigman, Mary 24 ff.
– – Brief 26
– – Tanzthemen 27 f.
Wort-Klang-Gebärde-Einheit 30 ff.

Springer-Verlag und Umwelt

Als internationaler wissenschaftlicher Verlag sind wir uns unserer besonderen Verpflichtung der Umwelt gegenüber bewußt und beziehen umweltorientierte Grundsätze in Unternehmensentscheidungen mit ein.

Von unseren Geschäftspartnern (Druckereien, Papierfabriken, Verpackungsherstellern usw.) verlangen wir, daß sie sowohl beim Herstellungsprozeß selbst als auch beim Einsatz der zur Verwendung kommenden Materialien ökologische Gesichtspunkte berücksichtigen.

Das für dieses Buch verwendete Papier ist aus chlorfrei bzw. chlorarm hergestelltem Zellstoff gefertigt und im pH-Wert neutral.

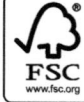

MIX
Papier aus verantwortungsvollen Quellen
Paper from responsible sources
FSC® C105338

If you have any concerns about our products,
you can contact us on
ProductSafety@springernature.com

In case Publisher is established outside the EU,
the EU authorized representative is:
**Springer Nature Customer Service Center GmbH
Europaplatz 3, 69115 Heidelberg, Germany**

Printed by Libri Plureos GmbH
in Hamburg, Germany